U0726027

名家论 中西医结合

主　审　吴咸中　张伯礼

主　编　陈香美　边育红

副主编　郭　义　潘建明　王　蕾　赵舒武　赵　伟

编　委　白立鼎　柴润东　陈银潇　董文瑾　樊亚东

　　　　高玉萍　郝　征　黄博臻　贾贝田　金昱彤

　　　　赖年红　李佳颖　李雪纯　李知然　刘海朝

　　　　刘　欢　刘建卫　刘小发　芦晓庆　满姗姗

　　　　梅雨婷　田淑梅　王聪慧　王继达　王　倩

　　　　王　莹　王怡杨　解露露　徐　欢　许蓬娟

　　　　徐　喆　杨　晔　于子凯　于　爽　原　茵

　　　　章明星　张晓雨　郑　纺　周会芳

人民卫生出版社
·北京·

版权所有，侵权必究！

图书在版编目（CIP）数据

名家论中西医结合 / 陈香美，边育红主编 . -- 北京 ：
人民卫生出版社，2025. 5. -- ISBN 978-7-117-38010-2

Ⅰ. R45

中国国家版本馆 CIP 数据核字第 2025769JQ8 号

人卫智网	www.ipmph.com	医学教育、学术、考试、健康， 购书智慧智能综合服务平台
人卫官网	www.pmph.com	人卫官方资讯发布平台

名家论中西医结合

Mingjia Lun Zhongxiyi Jiehe

主　　编：陈香美　　边育红
出版发行：人民卫生出版社（中继线 010-59780011）
地　　址：北京市朝阳区潘家园南里 19 号
邮　　编：100021
E - mail：pmph @ pmph.com
购书热线：010-59787592　010-59787584　010-65264830
印　　刷：鸿博睿特（天津）印刷科技有限公司
经　　销：新华书店
开　　本：710×1000　1/16　印张：16
字　　数：206 千字
版　　次：2025 年 5 月第 1 版
印　　次：2025 年 6 月第 1 次印刷
标准书号：ISBN 978-7-117-38010-2
定　　价：98.00 元

打击盗版举报电话：010-59787491　E-mail：WQ @ pmph.com
质量问题联系电话：010-59787234　E-mail：zhiliang @ pmph.com
数字融合服务电话：4001118166　E-mail：zengzhi @ pmph.com

中西医结合是我国特有的医学模式，自 1958 年毛泽东同志提出中西医结合概念至今已有近 70 年，为中国乃至世界的医疗卫生事业作出了重要贡献。进入新时代，习近平总书记明确指出"我们要发展中医药，注重用现代科学解读中医药学原理，走中西医结合的道路"，为新时代中西医结合的发展指明了方向。

治病救人、维护人类健康是所有医学共同坚守的基本原则和伦理价值。中医、西医、中西医结合应该是海陆空协同作战，而不是魏蜀吴鼎足三分。西医的特色之处在于借助现代科学技术精准定位病灶，针对性地给予干预措施以达到治愈疾病之目的。中医强调"辨证论治"，根据不同的疾病证型选方用药，改善和治疗患者临床症状。两种医学不是相互排斥与歧视，不是相互取代，而是一个相互学习、优势互补、相互促进、共同发展的关系，应该突破中西医学之间的壁垒，逐步建立融中西医思想为一体的中西医结合医学。屠呦呦教授采用现代科学技术研究中医药，青蒿素抗疟有效成分成功提取，获得了诺贝尔科学奖，是中西医结合获得成功的一个典型案例，体现了中西医结合医学的独特魅力与优势。运用西医辨病与中医辨证相结合的方法，对疾病进行分型与分期的个体化诊断、规范化治疗，可取得优于单用西医或中医的治疗效果。实践证明,中西医结合在治疗急腹症、骨折、多脏器衰竭、心血管病、急性早幼粒细胞白血病、糖尿病、类风湿关节炎、再生障碍性贫血、功能性消化不良等疾病效果显著。

随着我国进入老龄化社会,重大疾病、慢性病、新发传染病等健康挑战不断出现,人民群众健康需求多样化增长,健康中国战略全面推进,从"以治病为中心"向"以人民健康为中心"转变。新时代赋予了中西医结合更多的任务和使命。在中医理论指导下,结合先进的科学技术,围绕临床重大疾病和疑难疾病,以"肯定疗效、探索规律、改革剂型、研究机理"作为中西医结合临床研究的总思路及基本内容,扬中西医两法之长,不断地规范中西医结合临床诊疗行为,提升中西医结合服务能力和水平,更好地维护人民健康。

希望从事中西医结合事业的新时代青年人,增强历史责任感,把已开创的中西医结合事业坚持下去,不断提高,破除门户之见,博采众长,练就中西医两套本领且能娴熟运用,在错综复杂的现象中,抓住本质,抓住主要矛盾,从前人及他人的成功事例中总结经验,从失败中吸取教训,他山之石可以攻玉,扬长避短,为人民健康造福,不负时代的重托,谱写出中西医结合医学历史的新篇章,以贡献于全人类。

国医大师

中国工程院院士 吴咸中

本书的出版,恰逢其时。在全球化的背景下,医学的发展已经不再是单一文化或体系的独奏,而是多元文化的交响。中西医结合正是这一趋势的生动体现,它不仅融合了中医学的深厚底蕴和西医学的科学精神,更在实践中展现了其独特的魅力和巨大的潜力。

在这本书中,我们可以看到,从吴咸中院士对中西医结合诊疗模式高层次发展的探讨,到陈可冀院士在血瘀证与活血化瘀研究中的创新,再到张伯礼院士对中西医结合问题的深入思考,每一位专家都以其独特的视角和丰富的实践经验,为我们描绘了中西医结合的宏伟蓝图。

书中不仅展示了中西医结合在抗击严重急性呼吸综合征疫情、甲型 H_1N_1 流行性感冒流行实践中的重要贡献,也深刻剖析了中西医结合在发展过程中面临的挑战,如学科概念的界定、人才培养的模式、科研创新的能力等。这些宝贵的思考和建议,为我们指明了中西医结合发展的路径,也为未来的研究和实践提供了重要的参考。

在全球化的今天,中西医结合不仅是一种医学模式,更是一种文化交融的典范。它要求我们既要坚守中医的传统智慧,又要勇于吸收现代医学的科学成果。这种融合不是简单的叠加,而是要在相互尊重、相互学习的基础上,实现真正的互补与创新。

《名家论中西医结合》这本书，是对中西医结合领域一次深刻的学术探讨，也是对中西医结合未来发展的一次有力推动。我们相信，通过阅读这本书，无论是医学工作者还是普通读者，都将对中西医结合有更深入的理解，也将对如何推动中西医结合的发展有更清晰的认识。

在此，衷心感谢所有参与本书编写的专家和学者，他们的智慧和努力使得这本书成为中西医结合领域的一份珍贵财富。同时，也期待这本书能够激发更多的思考和讨论，为中西医结合的未来发展贡献力量。

最后，让我们以开放的心态、创新的精神，守正创新、传承精华，将中医药原创思维和现代科技结合，共同推动中西医结合事业的发展，为全人类的健康福祉贡献中国智慧和中国方案。

中国科学院院士 陈凯先

西医在 19 世纪末至 20 世纪初进入中国时,当时的中医界就提出"中西汇通"思想,办学社讲授西医药知识,开诊所采用中西两法诊治疾病。在 20 世纪 50 年代,毛泽东同志提出中西医结合方针,培养了一大批西学中高级医师,建设了一批中西医结合医院和诊室,逐步形成了我国医学的特色之一。在新时代,我国政府提出"中西并重"的卫生工作方针,有力促进了中医药现代化和中西医结合领域的发展,中西医结合工作者在中医经典理论现代科学内涵的阐释、中药现代化、中西医结合临床实践的探索中取得了丰硕成果,特别是以青蒿素为代表的一批研究成果走出国门,惠及于世界各国人民,受到世界卫生组织的良好评价。

当前,随着人口老龄化社会的到来,面对人们生活方式及生态环境的改变,以及人类疾病谱的改变等现实需求,世界卫生组织对以疾病治疗为主的医学模式提出了挑战,认为 21 世纪的医学应该转变为健康医学模式,维护健康是医药卫生工作的主要任务。在这个大背景下,中西医结合迎来了新的发展契机。在新的历史时期,中西医结合应该如何乘势而上、驭势而赢,是我们必须回答的时代命题。

习近平总书记指出"传承精华,守正创新",是发展中医药根本的遵循。守正就是传承精华,传承中医药的先进理念——整体观念、辨证论治等,以及养生保健治未病的积极预防医学思想。这些理念虽然古老但并不落后,现代医学最新的前沿,包括系统科学、精准医疗、预防医学、组合药物,与中医几千年前提出来的这些理念,提法不同,然理念却趋同。"问渠那得清如许,为有源头活水来",因此发展中西医结合,必须传承中医精华,守正中医理念,加强中医实践。正所谓"纸上得来终觉浅,绝知此事要躬行",在临床实践中不断总结经验,升华理论,开拓进取。

传统不代表落后,但是要使传统变得卓越,则必须创新。创新是一切事物发展的主旋律,于古老的中医学来说尤其如此。在中医药的发展历程中,如何保持历久弥新,学术长青,究其根本就是历代中医药人都把当代最先进的东西吸收融入中医药,促进自身的发展,为我所用,因此中医药学的发展史就是创新史。中医药现代化和中西医结合研究,就是要把多学科先进的技术和方法为中医药所用、为中医药服务,让古老的中医药焕发时代的特色,达到当代的先进科技水平。创造中西医结合新医学,更好地服务中国人民,惠及世界人民。

世界医学发展的方向在哪里,这是全球关注的问题。我曾大胆预测,中医的理念+西医的技术将代表未来医学方向,汤钊猷院士则更胜一筹,提出以中医之道驭西医之术是未来医学发展的方向。总之这是值得积极探索的大问题,目前还是要坚持传承精华,守正创新,紧抓提高临床疗效,在维护健康上下功夫。将中医药原创思维和现代科技结合,产生原创性成果,开拓新的研究领域,丰富生命科学的研究内容,为用中国式的办法解决世界医改难题做出贡献!

《名家论中西医结合》是在中国工程院重大咨询研究项目"整合医学战略研究(2035)"和重点咨询研究项目"中西医结合医学发展战略研究"工作基础上著成的。本书整理收录了两院院士、国医大师及著名中西医药专家就中西医结合发展思路、临床实践、科学研究及人才培养等角度的访谈内容,最大特点就是亲历者的感言,令读者感受到亲切、真实,也针对问题提出了中肯的建议,是一册供中西医药工作者阅读并具有参考意义的著作,值得推荐。

中国工程院院士 国医大师
中国中医科学院 名誉院长 张伯礼
天津中医药大学 名誉校长

2024 年仲春于天津静海

中华人民共和国成立初期，我国人均预期寿命只有 35 岁，人民健康受到各种传染病、地方病的威胁。由于医疗条件差、药品与医疗器械严重缺乏等原因，往往无法有效控制疫情，病人死亡率极高。面对积贫积弱的社会面貌，1950 年 8 月的第一届全国卫生会议，毛泽东同志为这次会议题词："团结新老中西各部分医药卫生工作人员，组成巩固的统一战线，为开展伟大的人民卫生工作而奋斗！"由此"中西医结合、中西医并重发展"成为我国始终的卫生方针政策之一，并且迅速掀起西学中的全国性热潮，中西医结合在城乡大地蓬勃发展。

纵观中西医结合发展的七十年，我们取得了举世瞩目的成绩。中西医结合研究成果先后荣获诺贝尔生理学或医学奖、国家最高科学技术奖，以及国家科技进步奖一等奖 5 项、二等奖 61 项，国家技术发明奖二等奖 5 项。2005 年创建的中国中西医结合学会科技奖，截至 2022 年底，全国共评出获奖项目 708 项，其中，一等奖 105 项，特别贡献奖 1 项，二等奖 213 项，三等奖 359 项，科普奖 30 项。多位中西医结合领军人物入选两院院士，登上最高医学殿堂。在近十几年来抗击严重急性呼吸综合征和甲型 H_1N_1 流行性感冒的实践中，中西医结合防治效果已经得到很好的证明。在中西医结合发展的道路上，我们已经积累了丰富的经验，然而缺乏进一步的总结和凝练。因此,我们借着中国工程院的两个重点咨询项目——"整合医学战略研究"及"中西医结合医学发展战略研究"的执行,访谈了 12 位中国工程院 / 中国科学院院士、7 位国医大师,对话了近 20 位医学 / 药学 / 中医药院校校长以及来自全国不同地区的中西医结合医学临床、教学和科研等方面的专家。

全书以访谈先后顺序呈现,分为两篇,上篇为院士和国医大师访谈篇,本篇中,各位院士和国医大师站在历史角度和国家层面、高瞻远瞩地提出了建设性意见;下篇为对话专家篇,专家们结合自己的工作经历,重点从临床实践、教学管理、人才培养等角度探讨了中西医结合医学发展存在的问题,深入且具体地探讨了中西医结合工作的开展实践,从中分享工作成绩和经验、直面问题和困惑、并提出可行性建议。

著作从点、线和面,全面立体地评价中西医结合的现状及意义,提出中西医结合面临的机遇和挑战以及目前发展所面临的关键问题,并给出可行性解决策略和具体的建议措施。从一个个生动的中西医结合研究事例和典范中,我们汲取经验、总结教训、借古鉴今、继往开来,用事实和实例帮助认清中西医结合的客观存在,为新时代中西医结合创新发展提供有力支撑,注入强劲动力。

中国工程院院士　陈香美

2024 年 12 月

目录

上篇 院士和国医大师访谈

下篇　对话专家

上篇

院士和国医大师访谈

第一章
基于病证结合探讨中西医结合诊疗模式的高层次发展

——吴咸中院士

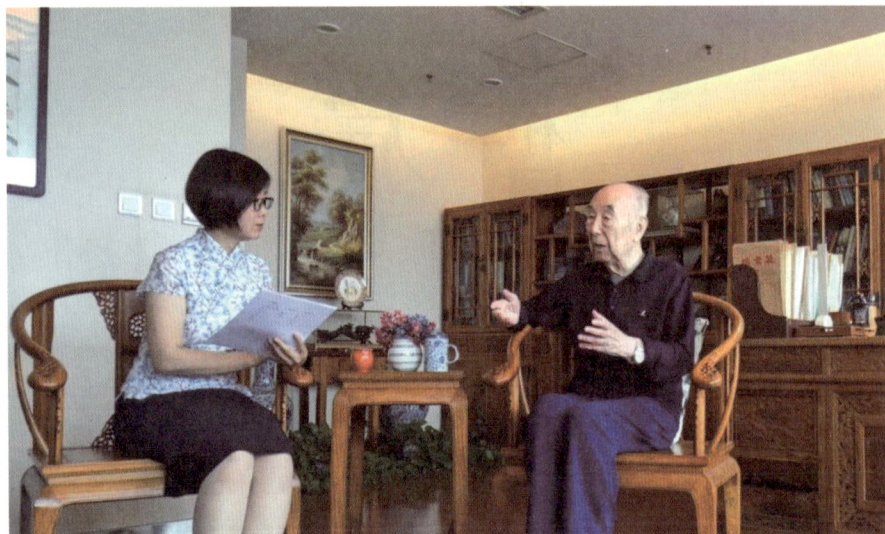

2021年5月31日于天津寓所访谈吴咸中院士

专家简介：吴咸中，教授，博士生导师，中国工程院院士、国家级非物质文化遗产（中医疾病认知）代表性传承人、全国首批"国医大师"，著名外科学家，中国中西医结合事业奠基人。吴咸中院士（以下简称吴院士）继承和发扬中医传统理论，确定了"六腑以通为用"在急腹症治疗中的基本原则，创立急腹症中医治疗"八法"，首倡"以法为突破口、抓法求理"的临床研究思路，尤其对通里攻下法进行了长期系统深入的临床与基础研究，取得重大成就。曾获得国家科技进步奖二等奖、天津市重大科技成就奖、中国中西医结合学会终身成就奖、"全国中医药杰出贡献奖"等。其代表著作有:《中西医结合治疗急腹症》《新急腹症学》《腹部外科实践》《急腹症方药诠释》及《承气汤类方的现代研究与应用》等。

摘要：中华人民共和国成立以来,党和国家始终把保障人民健康放在优先发展的战略位置,坚持中西医并重,推动中医药和西医药相互补充、协调发展,中西医结合事业取得了辉煌成就。中西医结合、中西药并用的成功实践,更是中医药传承精华、守正创新的生动写照。吴院士表示未来中西医结合诊疗模式应定位为高层次发展,病证结合是尤为重要的途径和方法。吴院士指出中西医结合诊疗的关键在于明确诊断,重点是推进中医药现代化,中西医积极协同,合力发挥中西医结合诊疗的巨大优势,推动中西医结合诊疗模式不断向前迈进。

访谈：2021 年 5 月 31 日吴咸中院士接受了"建立基于'辨证论治、病证结合'的现代中西医结合诊疗模式研究"(为中国工程院重点咨询研究项目"中西医结合医学发展战略研究"子课题)课题组的专访,采访中吴院士以中西医结合治疗急腹症为切入点,结合自身临床实践,揭示了中西医结合诊疗模式的科学内涵,表达了对中西医结合诊疗模式高层次发展的美好愿景及思考。现就吴院士的访谈内容整理如下,以飨读者。

一、借助现代科学技术与中医辨证论治明确诊断,推动"辨病"与"辨证"相结合

吴院士表示中西医学各有优势,应取长补短,互相补充,达到二者的有机结合,并指出西医的特色之处在于借助现代科学技术精准定位病灶,针对性地给予干预措施以达到治愈疾病之目的,即"辨病";中医强调"辨证论治",根据不同的疾病证型选方用药,改善和治疗患者临床症状,即"辨证"。运用西医辨病与中医辨证相结合的方法,对疾病进行分型与分期的个体化诊断,推动诊疗水平的客观化及规范化,不仅为立法选方用药提供共同遵循的标准,也为治疗机制的探讨提供有利条件。不断深化辨病与辨

证的研究,可以使中西医结合诊疗取得优于单用西医或中医的治疗效果。

二、加强理论探索,形成理论和实践的良性互动,打造具有中国特色的中西医结合诊疗模式

1. 认识来源于实践,坚持理论和实践相结合

吴院士表示中西医结合的重点在于吸取中西医两法之长,使之相得益彰,或取此之长补彼之短。在开展中西医结合治疗急腹症的研究时,吴院士始终把继承和创新有机结合,认为中医和西医的结合、医学和药学的结合、传统方法与现代技术的结合是中西医结合学科发展的根本,并始终坚持认识来源于实践。在继承中发扬,在结合中创新,不断深化中西医结合诊疗的理论研究。

2. 抓"法"求"理",达到中西医学在医、理、药方面的系统结合

在中医传统的"理、法、方、药"中,"法"是一个重要环节,抓住"法",既可上溯求"理",又可下达寻"方"。院士表示对代表"法"的方剂和药组进行研究不仅可以阐明中药的作用机制,也便于向上推断"理"的实质,以代表"法"的方剂或药组为主要研究对象,作为探讨中医理、法、方、药实质的突破口,能够不断提高中西医结合诊疗的理论水平,为创造中国特有的中西医结合诊疗模式做贡献。在这一思路的指导下他带领团队用现代医学方法较系统地研究了通里攻下法、活血化瘀法、清热解毒法、理气开郁法等"急腹症治疗八法"中各法的代表方剂、药组及单味药物,并阐明其作用机制,加深了对中医理论实质的认识,促进了中西医药学在理论上的结合。以通里攻下法为例,吴院士主持通里攻下法的研究证实:大承气汤通过"胃肠效应""腹腔效应"和"整体效应"发挥治疗作用,也阐明了中医"六腑以通为用""肺与大肠相表里"等学说的科学价值,揭示了中医"釜底抽薪、急下存阴"治法的科学内涵,拓宽了"可下之证"的应用范围,对中医学的理论研究和临床实践具有重大贡献,也为中医经典方剂防治危重症提

供了可能。院士提出的抓"法"求"理"的研究思路,为中西医结合诊疗的研究打开了一个突破口,极大地丰富了中西医结合诊疗的科学内涵,推动了中西医学在医、理、药方面的系统结合。

3."辨病"与"辨证"相结合,打造具有中国特色的中西医结合诊疗模式

早在 20 世纪 60 年代,吴院士就开始了对中西医结合治疗急腹症的探索,并始终以"肯定疗效,探索规律,改革剂型,研究机制"作为中西医结合临床研究的总思路及基本内容,博采中西两法之长最终形成"辨病"与"辨证"相结合的中西医结合诊疗模式。该模式包括:①两个西医学前提,即正确的西医诊断和对病理类型和轻重程度的正确判断并预估其发展趋势;②三个中医辨证方法:八纲、脏腑和病因病机辨证;③对于病情复杂或病期较长的病例进行分期、分型的个体化诊断,为提高疗效提供依据。吴院士认为中西医结合诊疗强调中西医的有机结合,优势互补。因此,在急性阑尾炎、溃疡病急性穿孔、急性肠梗阻、胆道感染和胆石症以及急性胰腺炎等几大类急腹症中均制定了分期分型和辨证论治的原则与方法,为治则与方药的选定、手术指征与治疗过程中的动态观察提供依据。创造性地采用十二指肠镜进行胆胰管造影和引流并联合中药清解灵治疗急性重症胆管炎,降低肝胆外科危重性疾病的病死率,实现了药物、手术和微创技术三种治疗方法的完美结合。

三、促进中医药现代化,合力发挥中西医结合诊疗模式的巨大优势

毛泽东同志提出:"要以西方的近代科学来研究中国的传统医学的规律,发展中国的新医学。"吴院士指出从前的医院不开设中医科室,中医医生只能在家中看病开方,条件虽苦却疗效甚佳,充分凸显中医"简便效廉"的特点。现在小部分中医医生忽视药物间的增效、配伍,往往一方多药,很

难获得好的疗效。这不仅浪费了宝贵的中药资源,也不利于中医学的传承和发展。推动中西医结合诊疗模式的快速发展除了西学中的实践,另一个就是中医药的现代化。吴院士表示中医诊疗的重点在于辨证和处方用药,用药繁复常因辨证不清、药性不明所致,处方用药应以轻灵见长,力求药味少,分量轻,效果好,这样才有利于未来处方用药的进一步研究和开发,同时也是未来中医中药发展的趋势和方向。唯有如此才能加大中药的开发及改良力度,推动中药资源的合理利用和可持续发展。吴院士表示挂牌子,骑毛驴看病的那个时代已然过去,歧视或藐视中医的社会风气已得到肃清,中西医是共同战线的盟友。中医欲发展,必须主动与西医结合,积极吸收世界先进技术和中医药研究的最新成果,促进中医药、手术和微创技术的完美结合。中西医的结合不是一个被代替或者另一个被挤掉,应该互鉴互充,合力发挥中西医结合诊疗模式的巨大优势。

四、重视学科建设和人才培养,推动中西医结合诊疗模式的创新发展

吴院士殷切关注中西医结合诊疗模式的发展,建议参照国家级重点学科点及重点实验室的建设原则,建设真正独立、稳定、具有一定条件的、能切实发挥重点学科作用的中西医结合基地,为培养高级中西医结合诊疗人才,收获高水平中西医结合诊疗成果做贡献,并把中西医结合诊疗模式的发展寄托于青年一代。吴院士表示:"21世纪是青年一代的世纪,希望青年一代增强历史责任感,把已开创的中西医结合事业坚持下去;扩展兼容胸怀,为医学的发展,破除门户之见,博采中西医两法之长;增强创新意识,继承发扬,结合创新。"吴院士强调中西医结合诊疗的研究是一项长期工作,只有认真建设学科和培养人才,才能"集腋成裘",不断发展。中西医结合有着光明的前景和广阔的道路,青年一代会有所作为和大有所成。

五、结语

吴院士表示当前发展中西医结合诊疗模式的关键在于：采用先进的诊断技术，做出明确的定位、定性及定量诊断；利用现代科学手段对中医的"证"进行研究，取长补短，寻找结合点，扩大结合面，在中医学与西医学的认知间架起桥梁。采用西医学"语言"诠释中医精髓，对确有疗效的治疗方法和方药进行实验研究并探讨机制，形成系统的中西医结合诊疗模式。同时重视学科建设和人才培养，不断推进中西医结合诊疗的临床实践，形成理论和实践的良性互动，推动中西医结合诊疗模式的高层次发展。

（主审：吴咸中，整理：王莹　王倩　边育红）

第二章
从血瘀证与活血化瘀的研究历程谈中西医结合

——陈可冀院士

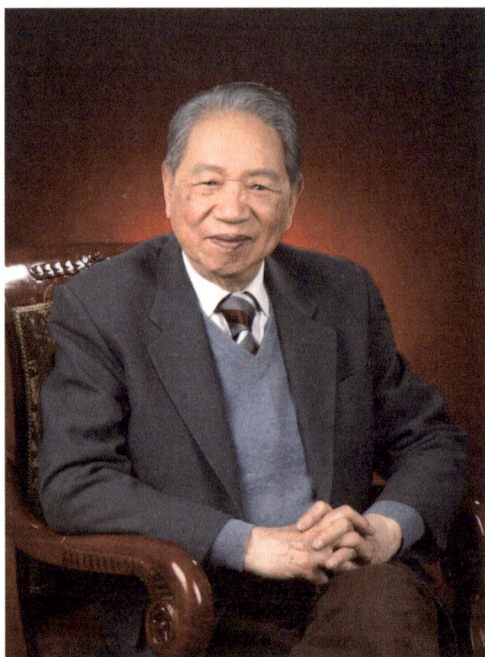

中国科学院陈可冀院士

专家简介：陈可冀，我国中西医结合医学的开拓者和奠基人，中国科学院院士，国医大师。中国中医科学院荣誉首席研究员及终身研究员。国家中医心血管病临床医学研究中心主任，国家卫生健康委科技创新战略顾问，国家中医药管理局中医药改革发展专家咨询委员会顾问，中央保健委员会专家顾问委员会成员，《中国中西医结合杂志》及 *Chinese Journal of Integrative Medicine* 杂志主编。曾任第七、八、九届全国政协委员，世界卫生组织传统医学顾问等。

　　获首届立夫中医药学术奖,国家科技进步奖一等奖、二等奖,全国杰出专业技术人才,何梁何利基金科学与技术进步奖医学药学奖,吴阶平医学奖,中国中西医结合终身成就奖等奖项;主编《清宫医案研究》获中华医学会医史分会古籍整理金奖,《清宫医案集成》获中国出版政府奖图书奖等奖项。

　　摘要:自西医学于 16 世纪末传入中国,中西医便走上并存发展之路。20 世纪 50 年代,中国政府大力推动中西医结合,促使三支医学力量崛起。陈可冀院士主导的"血瘀证与活血化瘀研究"成就突出,堪称中西医结合领域的典范。在理论研究上,该成果创新阐释"血瘀"内涵,突破传统认知;科学地对活血化瘀中药进行现代分类,有机融合古今知识。在冠心病防治实践中,开展中医药领域首个多中心随机对照临床研究,探索介入术后再狭窄及活血解毒疗法。在标准制定方面,从建立国内血瘀证标准入手,逐步完善并迈向国际化,推动中医药现代化与国际化进程。陈院士团队由此形成现代活血化瘀学派,为中医药及中西医结合医学发展注入强劲动力。

　　观点:西医学自 16 世纪末开始传入中国,19 世纪中叶后,在中国又有发展,中国社会实际存在两种医学,即西医学和中医学。二者各有长处,也各有短处。中国政府十分注重科学发展的规律,重视人民防治疾病的需要,从 20 世纪 50 年代中期开始,就主张中西医团结合作,互相学习,取长补短,以发展我国的医药科学,主张在继承发扬中医药工作中实行中西医结合。在国家和政府领导下,开展有计划、有组织的西医学习中医和中西医结合研究,产生了"中西医结合"新概念,并形成了中国医学界的中医、西医、中西医结合三支力量和队伍。在党中央、国务院先后提出的"坚持中西医结合"方针及"促进中西医结合"方针政策指引下,中国的医学科技工作者(特别是中西医结合工作者)努力开展中西医结合医疗及科研等方面的探索、研究及转化应用,取得举世瞩目的成就,成为中国医学科学的一大优势,博得国内外学术界赞扬和首肯。

陈可冀院士(以下简称陈院士)开展了"血瘀证与活血化瘀研究",发展和创新了气血理论,是我国中西医结合领域最为活跃、成果最为突出的标志性成就之一。"血瘀证与活血化瘀研究"获得中华人民共和国成立以来第一个中医药领域的国家科技进步奖一等奖。在血瘀证诊断标准的建立、血瘀证现代分类、活血化瘀中药分类、活血化瘀方药作用机制和临床应用及血瘀证的病理生理基础等方面,皆取得显著进展,作为主要研究者成功研发了冠心Ⅱ号、精制冠心片、精制冠心颗粒、芎芍胶囊、愈心痛、血府逐瘀系列方药、宽胸气雾剂等 30 余种新药,推动了中药现代化进程。揭示了"血瘀证"的科学内涵,阐明了"活血化瘀"的基本治疗规律和作用原理。在国内率先建立了国家标准——"血瘀证诊断标准"和"冠心病血瘀证诊断与疗效评价标准",并在全国得到广泛应用,得到国际的普遍认可。陈院士研究团队被学术界誉为"活血化瘀"学派,制定首个证候国际组织标准《国际血瘀证诊断指南》。该研究学术影响辐射全国及中医学各临床学科,成为我国中西医结合研究典范,得到业界的普遍认可。

一、阐释"血瘀"科学内涵

20 世纪 50 年代,陈院士带领团队在继承传统"瘀滞内结之血为血瘀""离经之血为血瘀""污秽之血为血瘀"等理论认识的基础上,采用现代科学技术进行系统研究,指出血瘀证的发生与血液流变性异常、血流动力学异常、血管狭窄、脏器缺血或出血、变态反应等密切相关,对血瘀证的病因进行了科学的阐释。21 世纪初,陈院士进一步总结血瘀证现代微观病理生理改变的结果,结合血液流变学的异常,创造性地将血瘀证归纳为 2 种类型:一是血瘀证高流变性型,患者的表现为血液高黏滞状态,可存在一种或多种血液高黏、高凝、高纤维蛋白原、高血栓素水平或高血栓栓塞风险;二是血瘀证低流变性型,患者通常凝血功能不良,表现为血细胞比容低、血小板聚集性差、凝血功能障碍等低黏滞状态。这一分类方法突破了有学者认为"血瘀证即血液黏度增高"的局限,丰富了血瘀证理论的内容,为不同疾病血瘀证的认识提供了新的思路。

二、活血化瘀中药现代分类

20 世纪 90 年代,陈院士带领团队对《神农本草经》《药性论》《本草纲目》等 16 部本草学专著进行总结归纳,在中药四气五味、升降沉浮等传统认识基础上,结合现代各项活血化瘀中药的药理研究进展,将 35 种活血化瘀中药分为和血、活血、破血三大类,其中和血类药物包括当归、丹参、赤芍、鸡血藤等 6 种,以养血和脉作用为主;活血类药物包括川芎、红花、蒲黄、三七、大黄、益母草等 21 种,以活血行血祛瘀作用为主;破血类药物包括三棱、莪术、水蛭、桃仁等 8 种,以破血消瘀、攻坚作用为主。此分类方法将传统中药学理论和现代药理研究成果有机融合,得到行业普遍认可,并有效指导了临床应用。

三、活血化瘀方法治疗冠心病在中西医结合防治研究领域的创新和发展

1. 中医药领域的第一项多中心随机对照临床研究

20 世纪 70 年代,陈院士将宏观表征与微观病理改变有机结合,认为冠心病心绞痛主要中医病机为"血脉瘀滞",活血化瘀治法可作为中医治疗冠心病的基本治法。据此,陈院士和郭士魁名老中医等专家研制冠心 Ⅱ号(由川芎、红花、丹参、赤芍、降香五味药组成)应用于临床实践。陈院士带领研究团队联合中国医学科学院阜外医院、首都医科大学宣武医院等进行多中心、随机双盲对照的临床研究评价冠心 Ⅱ号疗效,研究结果显示此方有显著减少冠心病心绞痛发作、改善心肌缺血和血液流变性异常等作

用,1982 年的《中华心血管病杂志》发表了相关研究论文,中国医学科学院阜外医院著名心血管病专家陶寿淇教授当期撰写述评,认为此篇论文客观证实了活血化瘀治疗冠心病心绞痛的临床疗效,有较高的学术价值,被认为是我国中医药领域的第一篇多中心随机对照临床研究文献。

2. 活血化瘀治疗介入术后冠状动脉再狭窄

血府逐瘀汤为清代王清任《医林改错》代表性的活血化瘀方剂。陈院士带领课题组在国家"八五"攻关期间通过初步的临床观察证实,血府逐瘀浓缩丸(血府逐瘀汤水丸剂)可减少冠心病患者经皮冠状动脉腔内成形术(percutaneous transluminal coronary angioplasty,PTCA)后心绞痛复发,改善 PTCA 患者的血瘀症状,对预防 PTCA 后冠状动脉再狭窄有一定的作用。在此基础上,陈院士带领课题组简化方药制成精制血府胶囊(由柴胡、枳壳、赤芍、川芎组成),动物实验和临床研究皆显示有明显的抗心肌缺血作用。进一步选择方中活血化瘀代表药物川芎、赤芍,提取有效作用部位川芎总酚和赤芍总苷制成芎芍胶囊,利用猪冠状动脉球囊损伤后粥样硬化斑块模型进行实验,结果表明该药可诱导细胞凋亡、抑制胶原堆积及病理性血管重塑等再狭窄形成的多种病理环节。国家"十五"期间,陈院士带领课题组采用双盲、随机、安慰剂对照方法,基于循证医学原则评价芎芍胶囊干预经皮冠状动脉介入治疗(percutaneous coronary intervention,PCI)后冠状动脉再狭窄的效果。该研究纳入 335 例介入术后冠心病患者,随机分为常规西医治疗组和西药常规治疗基础上加芎芍胶囊组,疗程 6 个月,随访 1 年,观察两组患者的死亡、非致命性心肌梗死、冠状动脉搭桥手术、重复冠脉血管成形术等终点事件。该研究结果显示芎芍胶囊可显著降低再狭窄率,增大最小管腔直径,降低 PCI 后 3 个月及 6 个月的心绞痛复发率,在 1 年随访期间无明显不良反应。该研究结果被世界卫生组织西太区稳定型心绞痛中医临床实践指南作为ⅠB 级证据推荐;和青蒿素、三氧化二砷等一起作为中医药研究成果的典范得到国际学术权威期刊 Nature

Medicine 的引用。

3. 活血解毒降低冠心病稳定期心血管事件

陈院士等采用病证结合方法,把心血管血栓性疾病发病的病理改变及临床特点与中医"毒邪"致病、起病急骤、传变迅速、直中脏腑和腐肌伤肉等特点相结合,提出心血管血栓性疾病"瘀毒"的中医病因学说,认为"瘀""毒"从化联合致病是冠心病心血管病事件发生的主要病因,提出了稳定性冠心病再发心血管事件的"瘀毒致变"理论,即在稳定性冠心病阶段,其病因病机以血脉瘀阻为主,瘀久可化热、酿生毒邪,瘀毒互结内蕴,日久正消邪长、毒瘀搏结、痹阻心脉,导致急性冠脉事件。采用现代生物信息学分析方法,建立了冠心病稳定期患者因毒致病的辨证诊断量化标准,推动了血瘀证和活血化瘀学术的发展。

清心解瘀方(由黄芪、丹参、川芎、藿香、黄连组成)由愈梗通瘀汤精简化裁而来,在国家"十二五"期间,陈院士带领课题组采用多中心、随机、双盲、安慰剂对照临床研究设计,纳入 1 500 例稳定性冠心病患者,按 1∶1 比例随机分为清心解瘀方组和安慰剂组。清心解瘀方组在常规治疗的基础上加用清心解瘀方配方颗粒(每日 2 次,温水冲服),安慰剂组在常规治疗的基础上加服安慰剂(每日 2 次,温水冲服),共服用 6 个月。该研究结果表明清心解瘀方可进一步降低稳定性冠心病患者心源性死亡、非致死性心肌梗死、卒中复合终点事件的发生率,并可降低稳定性冠心病患者全因死亡、卒中、因不稳定型心绞痛、心力衰竭、恶性心律失常再入院次要终点结局的发生率,且安全性良好,为改善稳定型心绞痛预后的中医药干预提供了高级别循证证据。

4. 建立血瘀证标准、促进中医现代化和国际化。

根据传统血瘀理论,血瘀证诊断及疗效评价多以患者主观感受和宏观体征改变为主,难以做到客观和量化。1982 年,陈院士等专家在中国中西医结合学会第一次全国活血化瘀学术会议上主持制定了第一个"血瘀证诊断标准",将现代理化指标纳入中医证候诊断的领域,为血瘀证定量诊断提供了根据。1986年召开的第二届全国活血化瘀研究学术会议,又对此标准进行修订,增加了相关实验室指标,使诊断的客观化得到进一步提高。1988年召开的血瘀证研究国际会议,再次制定了血瘀证诊断参考标准,更突出了理化检查的重要性。

尽管血瘀证的诊断标准不断完善,如何对血瘀程度进行量化评价仍是中医药学界普遍关注的问题。血瘀证在不同疾病中既有共性,也有各自疾病的自身特异性。这种特异性既可表现为临床宏观表征的差异,也可表现为实验室理化指标的不同。而目前血瘀证的范畴过宽,无法针对性地衡量不同病种的血瘀证候。为使血瘀证诊断标准量化和规范化,陈院士团队在国内率先建立了冠心病血瘀证病证结合的量化积分标准,该标准将宏观表征、影像学改变和理化指标相结合,具有较好的可靠性和临床实用性。陈院士团队还制定了实用血瘀证诊断标准,该标准目前已成为行业公认的病证结合证候诊断标准之一,极大推动了中医药的标准化和国际化进程。

随着中医药全球化发展,陈院士带领团队邀请来自中国、韩国、美国、英国、德国、加拿大、澳大利亚、新加坡、马来西亚的30名专家作为指南工作组成员,在《实用血瘀证诊断标准》基础上进一步修改完善,广泛征求海内外专家意见,制定国际组织标准《国际血瘀证诊断指南》,该指南2022年1月在世界中医药学会联合会正式发布,是世界中医药学会联合会发布的首个证候国际标准,是血瘀证国际化研究的重要里程碑,对于指导以血瘀证为主要证候的全球范围内常见疾病和重大疾病诊疗具有积极意义。

陈院士带领的学术团队从宏观表征、器官组织、细胞分子水平系统阐释了血瘀证的实质,研究了不同活血化瘀中药或复方的作用机制和特点,倡导引领了活血化瘀治法防治心脑血管病,并从心脑血管病推广应用到临床各科，显著提高了临床疗效；制定并多次修改完善了血瘀证和冠心病血瘀证的诊断标准，推动了中医药的现代化和国际化进程；进行了活血化瘀中药的现代分类，对指导临床合理使用活血化瘀中药发挥了积极作用。上述学术成就，形成了开放、动态发展的现代活血化瘀学派。随着现代科学的发展，必将对中医药和中西医结合医学的发展产生更大的推动作用。

（主审：陈可冀，整理：于子凯）

第三章
"西学中"创中国新医学

——汤钊猷院士

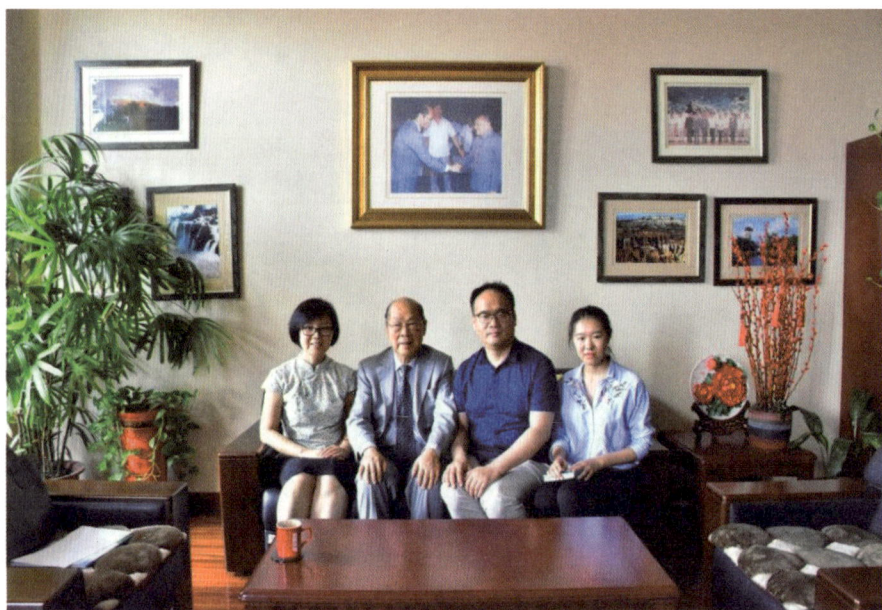

2019年7月31日于上海寓所访谈汤钊猷院士

专家简介：汤钊猷，肿瘤外科学家，国际著名肝癌研究学者，肝癌早诊早治理论奠基人。中国工程院医药卫生学部首批院士，美国和日本外科学会名誉会员。现任复旦大学肝癌研究所所长、复旦大学附属中山医院肿瘤外科教授、博士生导师，曾任上海医科大学校长、国际抗癌联盟理事、中国工程院医药卫生学部主任、中国抗癌协会肝癌专业委员会主任委员、中华医学会副会长。早年从事肝癌早诊早治研究，大幅提高肝癌治疗的疗效，著英文版《亚临床肝癌》，国际肝病学奠基人 Hans Popper 誉为"人类认识和治疗肝癌的重大进展"，获国家科技进步奖一等奖和美国癌症研究所

"早治早愈"奖牌。从事肝癌转移研究,最早建成"高转移人肝癌模型系统",获国家科技进步奖一等奖。还获吴阶平医学奖和陈嘉庚科学奖。曾获全国五一劳动奖章和白求恩奖章,1987年受到邓小平同志接见。

摘要:中西医结合医学是独具中国特色的新医学。在完成中国工程院两个咨询项目过程中,我们对肿瘤外科专家汤钊猷院士(以下简称汤院士)进行了访谈。访谈中汤院士不仅谈及了自己对中西医结合的感悟,还论述了新时代下中医药面临的巨大需求和发展机遇。中西医结合是历史的必然,汤院士指出:中西医结合人才储备不足、中医理论亟待突破及推广宣传短板等是限制中西医结合发展的瓶颈,应积极推进和实施"西学中",创"符合国情、中国思维"的中西医结合新医学。

访谈:为促使中西医结合医学更好地服务于"健康中国"战略,中国工程院设立了"中医与西医的整合"研究课题[为中国工程院重大咨询研究项目"整合医学战略研究(2035)"子课题]以及"建立基于'辨证论治、病证结合'的现代中西医结合诊疗模式研究"课题。在课题执行过程中,课题组对汤院士进行了专访。汤院士对中西医结合有独到的见解,提出中西医结合是一个漫长而艰巨的过程,并指出西医深入学习并研究中医是推动中西医结合医学进步的关键环节之一。通过此次专访,我们深深体会到院士的家国情怀,感受到院士对中西医的热爱,现就访谈内容予以整理以飨读者。

一、"中西医结合"之源——深厚的文化背景、"西学中"成功的典范及难得的发展机遇,为中西医结合医学提供了坚实的基础。

1. "和为贵"的中国文化背景为中西医结合奠定了基础

中医和西医最显著的差异在于文化背景。文化背景的差异,使两种医学在认识疾病时的关注点不同:西医多关注局部,而中医多关注整体;在治疗方法的选择上出现了西医的"硬碰硬"与中医的"以柔克刚"之别。

那么两种差异如此之大的医学是否能够结合？汤院士认为，中西医结合与文化碰撞问题同出一辙，文化的碰撞有两个结果，其一是冲突等多种情况，另一个是习近平总书记讲的互鉴。"以和为贵"，是中国众多文化流派中最具有价值的核心精神和观念，在中国传统文化价值理念的引导下中医与西医的结合是能够实现的，中西医结合的根本就是相互借鉴、取长补短，而绝非相互取代。

2. 坚定文化自信，贡献世界医学

2018 年底汤院士走访浙江良渚古城，五千年前东南地区的稻作农业文化兴旺发达，良渚古国发展达到了世界顶峰水平，足以证明我们中华文明的昌盛。相比于其他文明，唯一从未中断的中华文明，以文字（如甲骨文）和语言为载体延续和传承下来，为世界文明做出了卓越的贡献。汤院士强调，我们要有文化自信，中国有如此深厚的文化基础，应该对世界医学有所贡献，那么这个贡献就是中西医结合医学。

3. 现代中西医结合人才辈出、成绩斐然

20 世纪 50 年代，毛泽东同志提出"中国医药学是一个伟大的宝库，应当努力发掘，加以提高"。这一批示成为我国中医药及中西医结合工作者的行动纲领，极大鼓舞了广大西医学习中医，由于西学中政策的落实和发展，国内中西医结合精英辈出，取得众多突破创新的成果，为保障人类健康做出巨大贡献。屠呦呦研究员因发现治疗疟疾的新药物青蒿素，而获 2015 年诺贝尔生理学或医学奖，这是传统中药与现代科学技术相结合的成果；吴咸中院士建立了中西医结合治疗急腹症的新体系；沈自尹院士揭示了肾阳虚证本质，促进了中医"证"研究的客观化、现代化；陈香美院士依托"IgA 肾病中西医结合证治规律与诊疗关键技术的创研及应用"引领了中西医结合理论—辨证—治则—新药研制的全链条创新。回顾过去，中西医结合的价值再次受到世界瞩目，应该大力发展中西医结合医学，为世界医学和人类健康做出更大贡献。

4. "中华民族伟大复兴"为中西医结合发展提供了难得的历史机遇

以习近平总书记为核心的党中央空前重视和支持中西医结合工作，2017年实施的《中华人民共和国中医药法》，为中西医结合医疗、科研、教育发展提供了国家法律保障。在党的十九大报告中强调指出，"坚持中西医并重，传承发展中医药事业"为新时期中西医结合工作继往开来、开拓进取，指明了方向，赋予了重任。汤院士认为，要实现中华民族伟大复兴的中国梦、决胜全面建成小康社会，离不开保障人民健康的医学，特别是有中国特色的中西医结合新医学。汤院士举例说，《孙子兵法》所言："兵者，国之大事。死生之地，存亡之道，不可不察也。"中西医结合医学对于人民健康如同国防对于国家安全一样，具有同等重要性。

5. 中西医结合对解决"经济发展不均衡国情下的医疗现状"意义重大

党的十九大报告指出：我国社会主要矛盾已经转化为人民日益增长的美好生活需要和不平衡不充分的发展之间的矛盾。发展不平衡不充分是满足人民健康需要的主要制约因素，从国情出发，就要解决"看病难、看病贵、看好病"的问题。汤院士举例说，以上海为代表的发达地区20世纪60年代就淘汰的药物，在少、边、西等地区目前依然在使用；现代分子靶向医学蓬勃发展，似乎已成为继化疗后新一代的治疗文化，其疗效有目共睹，然而昂贵的治疗费用令众多患者望而却步，中西医结合对解决这个问题具有重大意义。因此疾病诊疗时需要考虑"高精尖新"与"多快好省"并举，应着力发展一些基于中西医结合的"多快好省"的诊疗方案。

二、"中西医结合"之限——人才储备、理论突破及推广短板，是掣肘中西医结合发展的瓶颈问题

1. 人才储备，尚待充实

汤院士指出，当下存在几方面情况值得关注。诸多中西医结合研究部门里，不少研究者是缺乏深厚中医功底的西医，他们单纯凭借西医观念、方

法与评价标准来研究中医,容易产生一些理解偏差。在中医药大学课程设置中,西医相关学科占比远超西医大学内中医相关学科比例。此外,20世纪50至60年代培养的中西医结合人才年事渐高,大多已离开科研和临床一线,而中青年骨干较为匮乏,存在人才断层隐患。鉴于此,高素质中西医结合人才的培养工作极为紧迫。

2. 中医理论,亟待突破

汤院士认为,从《黄帝内经》到东汉张仲景的《伤寒论》,中医理论都有着开创性的发展。在当下科技日新月异的时代,中医虽取得一定突破,例如在证候研究、中药作用机制阐释等方面有所建树,像陈可冀院士团队对血瘀证理论的拓展与创新。然而,中医理论发展仍面临诸多挑战,距离取得全面、系统性的重大突破还有很长的路要走,亟待更多创新成果推动中医理论体系实现质的飞跃。汤院士指出,"传统中药"+"现代科技"可为世界医学做出贡献,但不能忽略"指导药物应用"的"中医理论"。任何科学,理论是其"源"、实践和技术是其"流",所谓"源远流长"。

3. 媒体助力,难题待破

汤院士指出,闭关锁国让旧中国科学发展滞后,催生出"全盘西化"等不良思潮,民族文化受轻视,侵蚀了中西医结合发展的文化根基。医学融合自然与人文科学,人文意义重大。如今,国家大力扶持、媒体积极宣传中医药,展示传承创新成果。但仍存在问题,如偏远地区信息传播不畅,民众对中医新进展了解少;基层医疗人员缺乏系统中西医结合培训,影响疗法推广,这些方面亟待改善,否则将持续掣肘中西医结合的深入发展。

三、"中西医结合"之策——创"符合国情,有中国思维"的中西医结合新医学,实现医学界中国梦

1. 适当增加中医课程,培养医生中医思维

汤院士指出,我国西医学类高校教育就其课程设置体系而言"西学

中"较少。中医经典著作《黄帝内经》在理论上建立了中医"阴阳五行学说""脉象学说""脏象学说"等重要理论体系,对人体以及疾病的诊断、治疗与预防,均做了比较全面的阐述,成为中国医药学发展的理论基础和源泉。汤院士建议通过增加《黄帝内经》(中华文明精髓在医学上的体现)的学习,帮助医学生建立中医思维,为中西医结合医学的发展奠定基础。

2. 加强研究平台的建立,推进评价标准的制定

中医药研究与西医学研究模式有较大区别。汤院士建议要以临床疗效为准绳,建立中医和中西医结合的研究平台和评价标准。在建立适合中医药研究的实验模型的同时,还需要选用合适的观察指标以及疗效评价标准,使中医药得到西医甚至全世界的认可。然而,想要得到认可是"难之又难"的事情,具体工作将落在有志发展"中国新医学"的后来者身上。

3. 重视中华文明精髓,挖掘中医核心理念

汤院士认为,"西学中"之"中"有两层含义,其一是中医中药,更深的含义是中华文明精髓,如果抛开中华文明精髓,就很难接受中医中药的理念。中医的理论精髓需要有深厚功底的中医去凝练,凝练出"中医的核心理念"是现代中医学界的一项历史使命,也是提振中华民族自信的重要内涵。中医理论的每一个领域都是巨大的,不能"一哄而起,一哄而散",要一步一个脚印地去研究,只有既具备扎实西医基础又有较好中医功底的临床医生,才能站在比较客观的立场上去评论、去取舍。

4. 点面结合,落实"西医脱产学习中医"

汤院士强调,"西学中"是一件大事,不可等闲视之,要想达成"创中国新医学"这个最终目标,不能单靠中西医结合研究机构,还要鼓励点面结合,鼓励西医医院和中医医院的广大临床工作者共同投入研究,鼓励具有临床经验的西医工作者脱产学习中医。历史经验告诉我们,"西学中"是推动中西医结合发展的有效手段。

5. 调整"西学中"医生的职称晋升等政策

汤院士认为,对职称晋升而言,疗效是第一位的,论文是第二位的,从国家层面希望有合理的顶层设计和整体规划,对"西学中"者,应给予更多政策的鼓励,解除"西学中"医生的后顾之忧,以利于他们全身心投入中西医结合临床和科研工作中去。

四、"中西医结合"之向

汤院士表示,中西医结合是个漫长的过程,可能需要上百年甚至更长时间的努力,必须有计划、分阶段去逐步完成。中西医结合事业是我国医药卫生事业重要组成部分,秉持中西并重的方针,建立符合中西医结合特点的管理制度,充分发挥中西医结合卫生事业的重要作用。汤院士呼吁:要鼓励中医西医相互学习,相互补充,协调发展,发挥各自优势,促进中西医结合。

(主审:汤钊猷,整理:王怡杨 边育红 赵舒武 郝征)

第四章
立足实践，科学地认识和推进中西医结合
——陈凯先院士

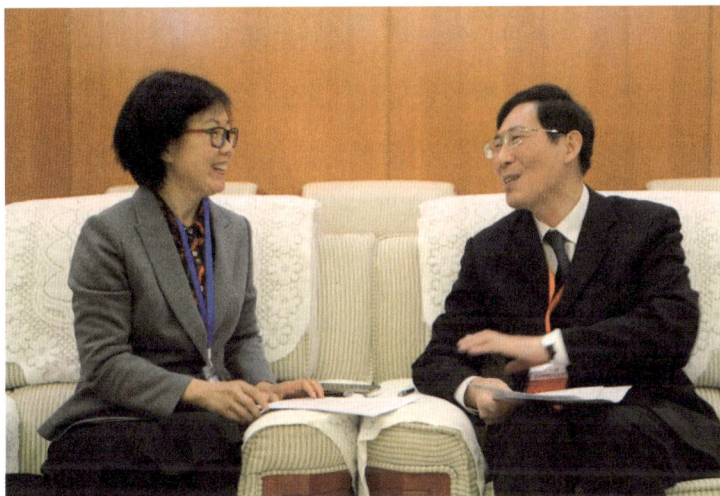

2019 年 4 月 29 日于西安访谈陈凯先院士

专家简介：陈凯先，中国科学院院士，中国科学院上海药物研究所研究员、博士研究生导师，上海中医药大学教授，现任"重大新药创制"国家重大科技专项技术副总师，国家药典委员会副主任委员，中国药学会监事长和药物化学专业委员会主任委员，中华中医药学会副会长，国家重点基础研究发展计划（以下简称 973 计划）中医专项专家顾问组副组长，国际标准化组织中医药标准技术委员会主席顾问，曾任上海市科学技术协会主席、中国科学院上海药物所所长、上海中医药大学校长、中国中西医结合学会会长、中国药学会副理事长。陈凯先院士长期致力于药物构效关系和新药发现研究，是中国该领域的学术带头人之一，多方面地发展和改进了药物设计方法和技术，深入开展了新药研究，并将这些研究运用于中药药效物

质的计算挖掘和中医药特色的循证研究中,两次担任 973 计划项目首席科学家,承担多项国家、中国科学院和地方重大科研项目,他曾是"十五"期间"创新药物和中药现代化"科技专项的负责专家之一,10 余年来参加组织、实施和承担了国家重大科技专项"重大新药创制"、973 计划项目和国家科技支撑计划项目,取得了重要成果。

摘要:中西医结合是中国医疗卫生事业的根本方针,也是中医学与西医学两大医学体系发展的必然趋势。陈凯先院士(以下简称陈院士)表示,从建立中西医统一的新医学的长远目标来看,当前中西医结合还处在初级阶段,面临着诸多挑战与问题,仍需要付出长期努力。研究者们要正确认识和把握中西医结合现状,立足实践,科学地推进中西医结合,为人类的健康事业做出贡献。

访谈:中西医结合医学是我国独创的医学体系,经过近 70 年的发展沉淀,中西医结合取得了系列标志性成果,如青蒿素治疗疟疾,砒霜制剂治疗白血病,中西医结合方案诊治 IgA 肾病等。进入新时代以来,伴随着经济社会发展的全面转型、人民生活水平的迅速提升以及"健康中国"战略的实施,我国全民健康意识普遍提高,疾病谱发生深刻变化,医疗负担不断增加,中西医结合发展面临着巨大挑战。因此,2019 年 4 月 29 日,"建立基于'辨证论治、病证结合'的现代中西医结合诊疗模式研究"课题组对陈院士进行了相关内容的专访。陈院士在采访中表示:中西医结合发展需以中、西医齐头并进为基础,以立足实践为根本,以建立"新医学"为目标,以服务人类的健康为宗旨。陈院士的这些建议为中西医结合的未来发展指明了方向,强调了理论与实践结合、传统与现代融合的重要性,同时突出了服务人类健康的根本宗旨。现将陈院士的访谈内容整理如下,以飨学界同仁。

一、科学认识中西医结合

当代社会中医学、西医学并存,它们具有不同的理论体系、思维模式及临床治疗方式,二者既有各自的优点,也存在相应不足。中西医结合是我国医疗卫生工作的一项根本方针,该方针自解放初期确立到现在,各界医学人士一直坚持,逐渐成为中国医疗卫生工作的显著特点及突出优势。但对中西医结合的认识,在社会各界与医学界内部均存在一些偏颇的观点,如,一些西医医生认为中医古老且过时,在科学高速发展的时代无法发挥其作用,终将被取代,轻率地否定了中医药的宝贵价值;与此同时,一些中医医生思想僵化、故步自封,不能在当代条件下推动中医药事业传承创新、与时俱进。对此,陈院士表示,中医注重整体观,采用中医药的多种有效成分对机体进行多靶点、多途径的综合治疗,具有原创的哲学思维与实践模式,但在分析方法的研究和应用上存在不足;西医侧重还原与分析,认为机体是由多器官、多系统组成,通常采用单一活性化合物对机体靶点进行高度选择性的治疗,靶点、通路和作用机制比较明确,但综合来看整体稍显不足。中、西医的医务工作者应取长补短,相互结合,共同应对当代健康的挑战。有些人认为中医是"道",西医是"法"与"术",两者不在一个层面上。陈院士明确表示很不赞同这种观点,他说:"中医不单是'道',也有'法'和'术',是一个'道-法-术'结合的完整体系。历代中医对于针灸穴位、器具、手法,对于各种方剂、草药的产地、特性、制备方法等不懈地探索,才产生了中医药治疗疾病的实际疗效,才使得中医药得到广大人民群众的认可,千百年来长盛不衰。李时珍跋山涉水,收集药物标本和处方,考古证今、穷究物理,三易其稿,终完成巨著《本草纲目》,就是'道'与'术'紧密结合的体现。如果中医只有'道',没有'法'和'术'去贯彻和实施,它就变成虚无缥缈的东西,不可能产生实际疗效,当然也就不可能产生巨大的作用和历史影响。同样,认为西医学只有'法'和'术',而没有'道',也是不符合事实、没有根据的。西医在发展过程中也形成了自己的理论体系和实践模式,而且也在随着社会的发展而不断改进,系统生物医学和个性化医学的兴起就是一个例子。"

问及中西医该如何结合,陈院士认为,中西医结合应把中、西医两种医学的长处相结合,以此弥补各自不足,并在实践中逐步发展成为一种新医学,从而更好地为当代人民的健康服务。陈院士指出,中西医结合是医学发展的必然结果,它一方面在应对当代健康挑战中发挥巨大作用,另一方面也成为推动医学自身发展的强大动力。纵观古今医学,中西医结合必然成为医学的大同之路,我们应把中西医结合作为一种科学来发展,在发展的过程中,中医、西医应齐头并进,不是中医学"吃掉"西医学,也不是西医学"吃掉"中医学,这种结合应是融合汇聚产生的一种新的理想的医学。陈院士说:"这种新医学的诞生需要经历长时间的努力,这个目标不可能在现在、亦不会在近期实现,而是要在未来才能实现。中西医结合是思维模式、理论模式、医疗模式的结合,不能急于求成。在这一点上,我们的思想准备要长一点,主动一点。"

二、建立新医学是中西医结合的最高境界

陈院士认为目前中西医结合的发展整体上是健康的,成绩有目共睹。例如,中国工程院吴咸中院士在对急腹症病人实施手术前,先采用中药通里攻下,后选择性地进行手术,术后再结合中医治疗,疗效显著提高。这只是一个例子,还有许多其他成功的案例,如青蒿素类抗疟新药的发现与应用、砒霜治疗白血病的临床与基础研究、中医药治疗心脑血管疾病的研究、针刺镇痛和麻醉的基础与应用研究等,都产生了重大的国际影响。陈院士强调,医学的目的是治疗疾病、提高疗效,而中西医结合在临床上提高了疗效,更好地为人类健康服务,这种结合就十分有价值。有观点认为当前的中西医结合称不上是"结合",只是"混合",且还未入门。对于这种看法,陈院士明确表示不敢苟同。他认为,目前许多中西医结合的探索与实践是医学发展中面临的各种挑战在具体病例、病人身上的体现,是通过综合运用中、西医的理论及多种手段、方法,并且经过探索、尝试和比较,而选出的

一种优化的诊疗方案，不能将其贬称为"混合"，更不能否认它的价值与意义。陈院士说："中西医结合要发展，其发展的最高境界是建立一种新医学。但怎么实现新医学？它不可能一蹴而就，而是在实践中逐步发展、提高和完善，就像我们要实现共产主义一样，要遵循历史发展的规律一步步去探索、去实现，有一个从低级到高级逐步发展的过程。不能事先给中西医结合下人为的、主观的定义，再拿这个框子来套，这种思维方式不可取。"他强调，从思想方法上讲，考虑问题根本不是从概念出发，而应从实际出发，一切科学的理论与概念都是源于实践并在实践中总结提高而形成的。中西医结合也是如此，是一个立足实践的过程，要从实际出发，从提高诊疗效果出发，而不是从概念出发。只要坚持以中西医结合、提高临床诊疗效果为目标，积极开展中西医优势互补的探索实践，就一定能够从中孕育出完善的理论，不断走向中西医结合的更优形态、更高阶段。

三、中西医结合的三个发展阶段

陈院士表示，中、西医两个医学体系是中西医结合的基础，在二者不断发展的前提下，中、西医才能更好地、持续地融合。所以，在当前和今后一个很长的时期里，医学界和整个科学界要努力做好三件事：推进中医药学的发展、推进西医学的发展，同时努力推进中、西医学的结合。陈院士将中西医结合的发展分为三个阶段。第一阶段：综合运用阶段，又称基础阶段。通过对临床病例的探索、研究与优化，将中、西医两种医学的临床诊疗技术结合运用，解决临床问题，不断提高疗效，形成中西医融合的优化诊疗方案与技术。第二阶段：理论融合阶段，即在第一阶段的基础上，将中医与西医关于疾病发生发展过程与诊疗方法的概念、学说、理论相融合，在科学内涵上逐步做到东西方贯通，为形成中西医学统一的新医学奠定基础。在现阶段，一些中西医学工作者开展的"病证结合"的临床和基础研究，试图把西医的"病"和中医的"证"不仅在诊疗实践上、同时也在科学的概念和理论上贯通起来,是这方面的一个实例。第三阶段:新医学形成阶段,即中医和西医不仅在技术方法上相互融合,而且在思维方式、理论体系上深度融合,形成中西医学统一的新医学体系。这是一个长远目标,需要长期的努力才能实现。陈院士对上述三个阶段做了一个形象的比喻:第一个阶段类似于把黄豆和绿豆放在一起,它兼有黄豆与绿豆的成分和营养,但从物理形态上看,黄豆还是黄豆,绿豆还是绿豆。第二个阶段,可以拿白糖溶于水来比喻,两者形成了均一的糖溶液,但从分子层面看,水分子依然是水分子,蔗糖分子依然是蔗糖分子。第三个阶段,可以拿氢气和氧气化合成水的化学反应来比喻,反应以后氢气和氧气都不再存在,产生了新的物质——水分子。这样的比喻有助于大家理解中西医结合的不同层次、不同阶段,当然,任何比喻都会有缺陷、有不完善的地方。陈院士强调,目前中西医结合虽然主要还处于第一阶段,但这种脚踏实地地前进仍是我们需要的,没有蹒跚学步,怎有飞快奔跑。中西医结合必须立足实际,以治疗疾病、提高疗效为主要导向,不断向前推进。

四、中西医结合诊疗模式的重大调整

陈院士表示,中西医诊疗模式要服务于疗效,服务于需求。现阶段诊疗模式应与当前所需要解决的医学问题和挑战相适应。慢性非传染性疾病是当代医学面对的严峻挑战,如肿瘤、心脑血管疾病、神经退行性疾病、代谢障碍性疾病及免疫性疾病等,这些疾病往往说不清其病原体,属多因素导致的复杂疾病,与人类的遗传、生活习惯、饮食及运动等息息相关。对此,陈院士认为,针对单一靶点的单途径治疗往往难以攻克多因素导致的复杂疾病,西医学思路必须做出重大调整。在这种情况下,中医整体、多靶点、多途径的治疗就显示出重要的价值。

研究发现,对于慢性非传染性疾病,人类生活方式的影响远大于生物学因素。数据显示,目前处于亚健康状态的人群在全部人口中占据的比重最高。《黄帝内经·素问》指出,"圣人不治已病治未病,不治已乱治未乱"。陈院士强调,"治未病"应作为重点,纳入医学核心理念与医学模式调整的范围。中医可通过望闻问切等诊法及阴阳失衡等病机理论,在早期发现亚健康状态,并通过药物、养生保健等方法早期干预,使患病概率在健康管理、健康服务基础上大大下降。因此,在社区大量推广、应用中医"治未病"和健康服务管理等相关机构与设备,可很大程度降低医院的排队负担,同时减轻医疗费用的恶性膨胀。陈院士说:"预防方面花费一块钱,相当于在治病上花七八块钱,事半而功倍。"未来医学必然是东西方结合、汇聚的医学,即中西医结合产生的新医学,未来也必然是中医药大放异彩的时代。

五、中西医结合需要的政策性支持

中西医结合是国家卫生工作长期坚持的一项方针,习近平总书记和党中央多次强调要实行中西医结合和中西医并重的方针。总体而言,中西医结合面临的政策环境是好的,而且还在不断优化。但目前仍存在一些方面、一些环节对中西医结合的支持力度不够,需要调整完善。陈院士建议,首先在职称体系、职业资格体系等方面还需进一步完善鼓励中西医结合的政策措施,改革现行条规中一些不利于中西医结合专业人员从业、成长的规定与做法;其次要完善中西医结合的各种标准规范,包括疾病诊疗、医院管理、人才培养等,引导临床医生更好地实施、运用中西医结合;最后,建议继续提倡"西学中",鼓励西医医生学习中医理论、临床经验,加深对中医的认识与理解,为中西医结合打下基础。

早在20世纪50年代初期,毛泽东同志就开始提倡"西学中"。肝癌治疗的医学大家、中国工程院院士汤钊猷,已近90岁高龄,他以自己与老伴李其松教授的中西医结合实践经验为例,为临床医生写下了《西学中,创中国新医学——西医院士的中西医结合观》一书;屠呦呦,第一位获得诺贝尔生理学或医学奖的中国科学家,正是受《肘后备急方》的启发,成功研制了新型抗疟疾药青蒿素。但是,现今"西学中"的力度有所削弱。第十、十一届全国人民代表大会常务委员会副委员长韩启德院士说:"'西学中'是促进中西医结合的重要途径,现在仍然要大力提倡。"陈院士建议把"西学中"的规定进一步制度化,以促进中西医结合。

六、结语

陈院士语重心长地说,希望当代医学生把中医药热爱好、学习好、掌握好、继承好,在此基础上再去传承和结合。中西医结合必须理论联系实际,不能就理论发展理论,要让理论落地,切实解决问题。陈院士强调,发展中西医结合一定要摆好次序,先实践有成效,再总结提升为理论。人的正确思想是从哪里来的? 是从实践中来的。实践才是检验真理的唯一标准。

（主审:陈凯先,整理:贾贝田　边育红　许蓬娟）

第五章
从中医教育现状谈中西医整合的实践路径

——石学敏院士

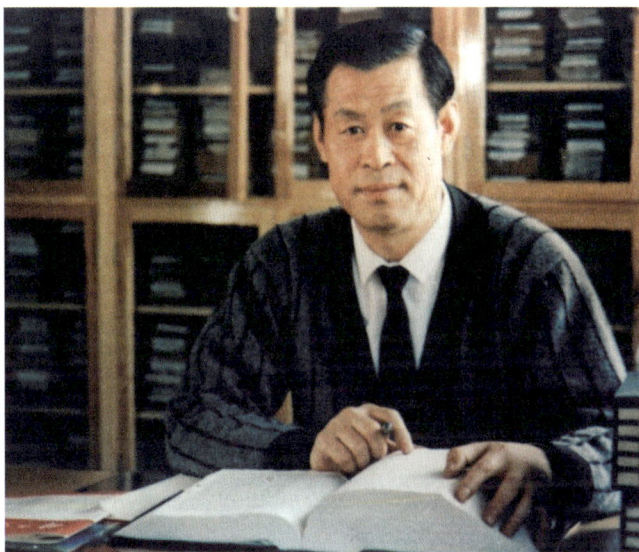

中国工程院石学敏院士

专家简介：石学敏（1938—2025），中国工程院院士，中医、针灸学专家，国医大师，中国中医科学院终身研究员，"石学敏针灸学术流派"创始人，中国针灸学术领军人物，天津市首批有突出贡献专家，获国务院政府特殊津贴，中国现代针灸学重要奠基人之一。

曾任天津中医药大学第一附属医院名誉院长、教授、主任医师、博士生导师。石学敏院士针对世界公认的三大疑难病之一的中风病（脑梗死、脑出血）创立了"醒脑开窍"针刺法，开辟了中风病治疗新途径。创建的"针刺手法量学"填补了针灸学发展的空白，并广泛应用于多种疑难杂症的治疗。主持完成包括国家重点基础研究发展计划项目在内的科研课题40余项,获得国家科技进步奖 1 项,省部级科技进步奖 33 项,原国家教委及天津市教学成果奖 3 项,获国家专利 6 项。著有《中医纲目》《石学敏针灸学》等专著 20 余部。

摘要:在中国现有高等医学院校教育现状的基础上,欲实现中医与西医的整合首先需要明确存在的主要问题。石学敏院士从课程、教师与学生 3 个主要方面进行了详细的阐述。强调课程建设的合理性、教学意识与方法的重要性、师生配合的关键性,最终达到教学过程的知行合一,实现中医与西医在人才培养层面的最佳整合方式。

2019 年是《中医药发展战略规划纲要(2016—2030 年)》公布实施的第 4 年。在此期间,国家大力发展中医药传承教育,促进中医药人才队伍建设,确保有效推进中医药的可持续发展。同时,2017 年 7 月颁行的《中华人民共和国中医药法》在中医药高等教育方面也强调加强人才培养,明确指出:"中医药教育应当遵循中医药人才成长规律,以中医药内容为主,体现中医药文化特色,注重中医药经典理论和中医药临床实践、现代教育方式和传统教育方式相结合。"从战略规划与行业发展等层面将"大力发展中医教育,培养专业人才队伍"的建设提上重要的工作日程。

访谈:2019 年 6 月,石学敏院士(以下简称石院士)接受"中医与西医的整合"研究课题组的访谈,石院士提出:"发展中医与西医的整合必须重视人才培养。"同时,从中医药教育的"现状—问题—策略"等方面进行了详细阐述。

一、中医高等教育的现状

中华人民共和国成立以来,中医药高等教育在国家政策的推动下,逐渐分化为"临床人才教育"与"基础人才教育"两个主要方面。专业方向越来越多元,学科建设越来越细化,具有中医学士学位、硕士与博士学位的高层次医师队伍逐渐壮大。但是,石院士指出:"从毕业生专业能力与素养等方面评价,现行的中医药教育模式存在不足之处,不能盲目乐观,可以从'课堂教学'与'临床带教'两个层面进行反思。"

围绕专业分化型的培养模式,主要问题集中在硕士与博士研究生方面,容易使医学生科研与临床出现分离。学术型研究生应该加强其科研思维和创新能力的培养,弱化对论文和项目的硬性要求,为其营造宽松的研究环境和学术氛围;对专业型研究生而言,建立一套完整的临床培养体系,与现行的"住院医师规范化培训"以及"专科医师规范化培训"系统有机结合,既保证培养质量,又节约了大量的教育资源。秉持这种培养理念的教育管理者不在少数。如何在"科研型"与"临床型"两种类型之间突出培养目标的一致性,有观点认为:无论是"科研型研究生"还是"临床型研究生"的培养均应结合导师的临床亚专业领域前沿,加强与导师的沟通、讨论,通过广泛查阅文献,把导师的临床问题凝练成科研课题,再尝试通过基础实验研究来找到答案。该观点尤为强调"以临床问题为基础研究的先导",其研究思路与方法与石院士指出的"现在要找出中医经典学术的根、蒂和阶"是吻合的。无论西医、中医与中西医结合各研究方向,均应为思考与解决临床问题服务。

二、中医高等教育的问题

1. 课程体系的设置不合理

石院士认为:目前中医药高等院校现行课程体系存在一些问题。这一现象突出表现在本科阶段的基础课程建设。在现行中医药高等院校教学管理中,各校专业课程体系的设定不统一,存在各自为政的现象,甚至在中医学主干课程课时与授课内容方面也存在较大差异。由此表明,中医药高等教育尚处于完善与建设阶段,此时必须明确两个重点问题:其一,总结以往教学成功案例,以史为鉴;其二,加强各兄弟院校间的教学交流,兼收并蓄。因此,在教学实践中做到逐渐摸索,不断修正。

石院士尤为重视在学期间学生临床实践能力的培养,这一观点与诸多教育学者不谋而合。国内比较成功的案例如北京协和医学院八年制学生的"社区实践课程",该课程已成功运行 10 余年。学生在学期间能够走入社区,通过签约服务的方式近距离体验家庭医生的经历,同时深刻理解国家分级诊疗政策的意义与实施现状。这种在理论学习的同时密切联系临床实践的方式值得借鉴与推广。

2. 教学目标的方向不明确

石院士认为:由于教学目标不明确,当前中医药高等院校教育不能完全满足为临床输送优秀中医人才的需要。包括《伤寒论》《金匮要略》在内的中医临床经典课程的教学,存在教材内容为原著选读,影响学生对中医经典著作的系统理解;教学过程以教学大纲为导向,导致学生不能将知识点灵活应用于临床。

《中医专业人才培养方案(五年制)》在"总体培养目标"中规定:中医药高等教育以培养"适应社会主义经济建设和现代化建设需要,适应国家健康发展战略需求,具有中医文化特色和全球化视野、基础扎实、知识面宽、素质高的专业人才,能在医疗卫生领域从事医疗、预防、保健、康复等方面工作的中医学应用型人才"为目标。其中"培养中医学应用型人才"是教学工作的根本目标。石院士突出强调培养"应用型人才"的重要性,指出:院校教育不可仅仅关注"基础人才教育",更应该关注"临床人才教育"。传统中医药重视医药结合,在人才培养方面侧重于对学生使用医药能力的训练,包括实践操作与临床思维。然而,当今院校与临床的分离现象,直接导致"搞基础的只搞基础,并不了解应用;搞应用的只搞应用,不完全了解基础",将理论与实践较大程度分离。以多数临床带教老师为例,由于时间与精力所限,缺乏临床教学意识,仅在学生有需求时做针对性指导,未能形成基于疾病诊疗的理论提升与实践训练。此类现象在当下并不少见,有研究学者将其称之为"师而不导",即导师具备一定业务能力与科研水平,但或因疲于临床工作,或因忙于参与医疗管理,不能将足够的时间与精力用于知识的传承,对学生的指导缺乏时效性与前瞻性。解决此类问题必须首先明确:临床诊疗依靠实践与刻苦求索积累,科研灵感源于临床,临床实践的重要性在于对所学技能能够即时检测。因此,石院士明确指出:无论教学与科研均必须以临床诊疗为基础。

3. 教师授课的水平不到位

石院士指出:目前中医药院校存在部分任课教师业务能力有待提升,缺乏临床实践经验的现象。因此,学生在学习与理解中医基本概念与诊疗原则的过程中未能形成与临床的联结,以至于"学未致用",甚至一部分中医专业的研究生对于常见病证的处理都存在困难。如何实现课堂与临床的紧密对接是关键问题之一。

石院士回顾自身的学医经历,不无感慨地说:"现在缺少上课只用少量时间念课本,大段时间结合自己数十年临床经验和感悟来授课的教师啊!"谈话中,石院士回忆其大学期间学习中药、方剂、伤寒论和金匮要略等相关课程的经历,说道:"中药教师能够从一味药衍化至一首处方;方剂教师能够从方剂组成推及临床体会;伤寒论与金匮要略等经典课程教师能够将条文记载的症状、证型和疾病名称等结合临床报道与个人经验进行拓展。一个学期后,学生手中的笔记本比教材要厚出数倍。这是真正的高水平授课方式!"

对于授课方式,石院士强调:课堂必须以培养学生临床综合能力为基本目标,任何教学方式均不得违背学生的学习与成长规律。需要回避的是传统教学模式以教师为中心的"一言堂"和"填鸭式"教学,这类课堂由教师主宰,学生的兴趣难以被激发,很难调动学生主动学习与思考的积极性,不利于培养学生的创新精神和独立解决问题的能力,教学效果不理想。

4. 教育教学的意识不到位

石院士指出:当前课堂,部分授课教师的认知尚存在提升的空间。某些教师在课堂上坚定对于中医临床效果的认同,然而遇到自身与家人罹患疾病往往背离中医临床的诊疗,更多地求助于西医。甚至将这些疾病归于西医,认为与中医学没有关联。石院士指出的这类现象不仅是授课教师专业知识的缺失,更是教育教学意识不到位的表现。中医与西医的整合势在必行,关键在于知识传授过程中师生对两种医学的正确认知。

对于中医与西医两者的关系,石院士认为:中医与西医面对的是相同的疾病,只是通过不同的表达方式进行阐述。从理论层面,中医学有"脏象学说",西医学有"解剖生理学",两者虽有侧重,前者重在整体的关联性,后者重在细化的结构性,但两者研究的初衷是相同的。从认知层面,中医学在理论分析时也应用解剖学的方法,如明代张景岳在《类经》中对足太阳膀胱经的描述"周身筋脉唯足太阳为多为巨",表明足太阳膀胱经是人体内最粗、最长的经脉,从循行规律分析,至第4~5腰椎处大体与解剖学坐骨神经的特征与走向相仿,而且坐骨神经也是周围神经中最粗的一条,这些特征均与张景岳记载的一致。诸如此类的示例在中医历代医籍中比比皆是,时至清代仍有王清任等医学名家发挥此类学说。从治法层面,民国时期上海陆渊雷编著的《伤寒论今释》是对《伤寒论》全新的解读,透过书中"桂枝加阿司匹林汤""麻黄加阿司匹林汤"等中西医药物结合创制的方药,我们能够看到中医与西医的相互认同。这些具有鲜明的中西医整合思想的书籍也是我们应该尤为关注的资料。

石院士明确指出:中医与西医均为医学,内容与目的是相同的,两者无法完全分离。中医与西医的整合,需要做到以下两点。其一,将中医与西医在最终表达上相同而文字表述不同的内容对应起来,使中医和西医都能清晰地理解,彼此接受。这个过程需要教师的主导作用,要求教授中医的教师首先准确理解中医学作为生命科学的关键意义,并且在继承的基础上不断提升中医理论的科学内涵,建构起中西医沟通的良好途径。其二,中医与西医"同中有异",准确把握两者的差异,能够更加清晰地看到各自的优势,切忌在教学过程中拘于一方,"舍中医取西医,贬西医扬中医"的思想都是错误的,不利于中医与西医整合事业的推进。

三、中医高等教育的转变

1. 确立以临床需求为根本的培养目标

石院士指出:中医教学工作亟须培养一批具有丰富临床经验的教师。这些教师能够将几十年诊疗疾病的有效经验都在课堂上呈现给学生,这是一种"我有本事,我有技术"的老中医典范。教师在讲授基础知识的同时,培养学生的中医思维;在应用中医技能的同时,关注西医学理论,使师生都能够通过教学过程实现中医与西医在思维、技术等方面的真正整合。课堂内容与形式均不应将医学理论与临床实践完全割裂开,应该做到学校课堂与临床实践保持同步,相辅相成。

2. 加强学生与教师的教学指导联结

首先,石院士谆谆告诫在校学生,必须珍惜课堂中与教师的教学配合,中医与西医的知识均应该全面掌握,认真理解,必须以如饥似渴的状态进行学习,全力排除外界干扰,聆听授课教师的讲解。最终在遇到临床问题时,游刃有余地在中医与西医之间进行合理的选择,实现真正意义上的中医与西医的整合。

值得一提的是,石院士将自己听课的方法倾囊相授。教师讲授的内容可以分成以下几个方面。其一,对于教学资料已经详细记录的内容,可以选择略听一二,课堂中应关注不同授课教师对同一类问题的个人理解。根据个人学习情况,鼓励学生利用各种资源自主完成知识的拓展式学习。其二,对于教学资料中未包含的实践内容,必须用心聆听并悉心体会,课堂中教师的临床阐发相对于文字记载更能成为学生深入理解知识的阶梯。石院士在访谈中提及自己大学期间尚未开展选修课的教学模式,属于基于课程体系框架内按部就班的学习过程。目前中医药高等院校给予学生更多的学习自主权,建议学生结合自身的学习需求,充分利用学校的课程资源进行合理的学习安排。尽全力利用在校期间的学习培养与提升解决医疗问题的综合能力,做到知行合一。

其次,对于临床跟师学习的学生,日常抄方、跟诊等具体环节中更应该有一定的学习方法。即从带教老师诊治的常见病例中归纳完整的"理法方药"线索,总结其临床诊疗经验与思路,进而提升为独特的辨证思维,再回归至临床进行反复推敲与完善。如此几番打磨,不仅有助于学生培养自身挖掘临床病案的能力,更加有助于临床带教老师客观评价与总结其辨治疾病的基本思路,达到教与学共长的结果。

石院士指出:以上这些对于中医院校学生的要求,也适用于西医院校的学生。因为中医与西医的临床诊疗规律均需要不断整理、分析与挖掘,这项工作应该从临床诊治疾病的资料中进行总结式学习。

四、结语

当代中国正在大力发展中医药事业,随着《中医药发展战略规划纲要(2016—2030年)》等政策的公布与实施,中医界众多学者逐渐意识到培养"新时代优秀中医药事业接班人"的重大意义。在"中医与西医的整合"研究课题组进行专家访谈的过程中,医学相关领域的院士专家均表达了对当代高等医药院校人才教育的重视。诚如石院士指出"中医药教育专业多元化带来的学生综合素养缺失""各医药院校课程体系不合理造成的学生基础知识与能力不全面""任课教师教学与临床分离引起的课堂理论与实践的脱节"与"学生学习态度与方法的不完善导致的师生教学互动的滞后性"等问题,越来越清晰地摆在了我们面前。"确立以临床需求为根本的培养目标,着力加强教学一线专职教师的临床实践水平"与"加强学生与教师的教学指导联结"是石院士对高等医药院校教育管理者与教学实施者的建议,如何在现行教育模式与教学方法中切实落实,使得日常教学管理与课堂实施有章可循,究其根本无外乎"明确目标"和"转变意识"两个方面。教学工作必须"不忘初心,方得始终"!中医与西医的整合重在人才的培养,需要按照教育的基本规律,"明确目标"在师生双方逐渐"转变意识"的过程中做好总体规划,分步骤、分阶段地进行推进!

(主审:石学敏,整理:梅雨婷 王蕾)

第六章
以药促医加快中西结合医学事业的发展
——刘昌孝院士

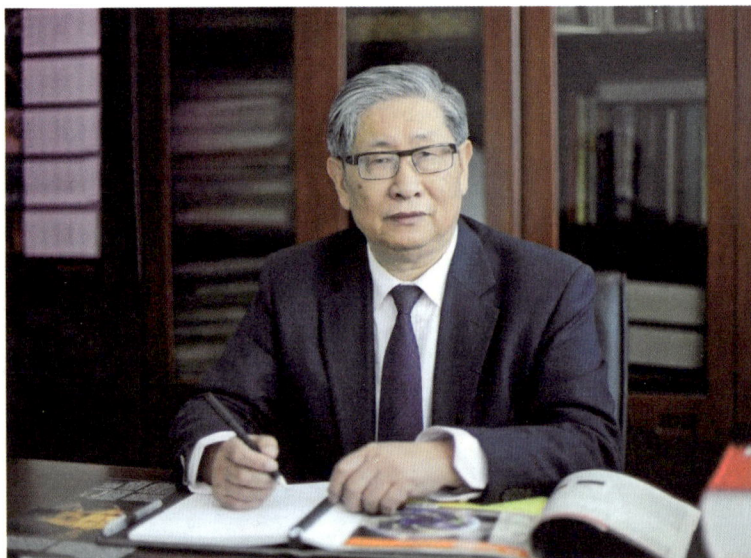

中国工程院刘昌孝院士

专家简介：刘昌孝(1942—2024)，中国工程院院士、研究员、博士研究生导师，天津药物研究院名誉院长、终身首席科学家和学术委员会主任，释药技术与药代动力学国家重点实验室主任，中国 - 东盟传统药物研究国际合作联合实验室主任，并担任国家科技奖励评审专家、国家药品监督管理局中药监管科学研究中心专家委员会主任、国家药典委员会顾问、中国药学会常务理事、中国医学科学院学术咨询委员会学部委员、国际药物代谢研究会中国办事处主任、国家药品监督管理局仿制药一致性评价专家委员会副主任。刘昌孝院士是中国药代动力学的学科开拓者和学科带头人之一，从事药理学、药代动力学、现代中药和中药质量研究 50 余年，近十年致力于生物医药发展战略研究,承担和参与多项生物医药战略咨询研究,承担国家重点基础研究发展计划项目和国家高技术研究发展计划项目、科技部国际合作项目、国家重大专项课题、国家自然科学基金重点项目等国家重大研究项目 50 余项,发表论文 450 多篇,编著中英文学术专著 30 余部,获国务院政府特殊津贴、香港紫荆花医学成就奖、全国劳动模范、全国优秀科技工作者、国际药物代谢研究会特别贡献奖、中国药学会突出贡献奖和世界中医药学会联合会中药分析与标准终身成就奖。

摘要:刘昌孝院士认为,中药研究不仅带动中医药走向世界,更使得中西医结合事业的发展生机盎然。但在中药发展中也存在质量标准亟待确立、资源匮乏、人才紧缺、需建立有效平台等诸多问题。刘院士认为,以药为始,在国家政策的支持和帮助下,努力解决上述问题,提出质量标志物的新概念,规范中药质量和发展,推动中医走向世界,进而促进中西医结合事业的发展。

访谈:随着时代和科技的进步,在国家发展的新局势下,中医与西医观点激烈碰撞交融。目前,中药的现代基础研究如火如荼,中药研究不仅是中医和西医发展和联络的桥梁,也是中医和西医继承与创新的一个突破与挑战,因而如何科学规范地开展中药研究以促进中西医结合医学事业的发展显得尤为重要。我们有幸采访到著名的现代药物动力学专家和药物发展战略专家刘昌孝院士(以下简称刘院士),听听他是如何看待中药促进中西医结合事业发展的。

一、以中药为桨,让中西医结合的大船破浪前行

刘院士指出,中药饮片是中医用药的物质基础,中药在各种西医学疾病中的治疗作用逐渐被人们挖掘出来,随着当前越来越多的中药复方以及中药单体的机制研究,中药已经显示出能够引领方向的优势,将传统的中药和现代药理技术结合在一起,不仅蕴含着巨大的创新潜能,还可以为中

西医结合学科增加丰富的实用内涵。在中西医结合的研究当中,吴咸中院士也曾指出,中医和西医、医学和药学、传统方法与现代技术的结合是学科创新发展的根本。例如,屠呦呦教授研究低温有效提取青蒿素获得诺贝尔奖、国家最高科学技术奖,在世界范围内的抗疟治疗方面做出了杰出贡献;再如,复方丹参滴丸等6个中药产品在美国食品药品监督管理局申请临床试验信息,我们看到国内企业为申请的产品进行过大量现代研究,具有中西融合的特点,这些中药方面的研究不仅带动中医药走向世界,也让世界再次认可了中医药的伟大之处,更使得中西医结合的发展生机盎然,为更多的中西医结合研究方向指明了道路。

二、强化中药基础研究,科学认识中药发展中存在诸多问题

1. 中药质量标准亟待确立

刘院士指出,中药饮片的真伪、优劣直接关系到中医临床用药的安全、有效和可控,中药饮片行业的健康发展对保障中药饮片质量和中医临床安全用药具有重要意义。中药材的种植对生态环境、气候、土壤等有着特殊的要求。有相当一部分中药材由野生转变为种植后,其品质(化学成分与药效)发生了量或质的改变。种植不仅对中药品质有影响,而且异地引种、盲目引种等对中药品质的影响也非常大。因此中医药的可持续发展,必须有科学的、客观的指标对中药品质进行把控。

中药质量标志物是药性的物质基础体现,是一种定量定性的评价方法。中药质量标志物的基本条件是:①存在于中药材和中药产品中固有的次生代谢物,或加工制备过程中形成的化学物质;②来源于某药材(饮片)特有的而非其他药材的化学物质;③有明确的化学结构和生物活性;④可以进行定性鉴别和定量测定的物质;⑤按中医配伍组成的方剂"君"药的组方原则,兼顾"臣 - 佐 - 使"药的代表性物质。在此基础上形成中药质量标志物的五要素,五要素系统性和关联性如下:①从唯物论出发,

物质存在就是客观存在,承认天然物质的变异性,不同于化学标志物的固化观点;②药材道地性与用药配伍规律、与炮制工艺关联,影响内在物质的变异;③中医药理论与生物效应(安全性和有效性)的系统整合观,是中药质量标志物的核心;④生物效应的产生主要取决于物质的质量、特性及其作用专属性;⑤中药质量控制应着眼于中药形成的全过程,建立基于质量传递与溯源的全程质量控制体系。中药质量标志物的五个要素反映了中药质量本质的科学内涵,中药质量标志物的提出不仅极大地推动了中药质量研究,也显著提升了中药质量的研究水平并聚焦了研究范式,对促进中药行业健康发展具有重大的现实意义。这一新概念也引起世界研究者的重视,在世界著名的 *PHYTOMEDICINE* 等杂志发表超过百篇相关研究文章。

中药质量研究同时也对中药炮制提取提出了更高要求。以青蒿素为例,屠呦呦发现利用传统的中药煎煮方法提取的青蒿药物成分无法治愈疟疾,而改用低温提取则取得成功。这是智慧和科技为中医药插上了翅膀,也是中药质量标准需要重视的问题。所以重视科技与传统医药的结合,深化相关的研究,才能更好地推动中药质量标准的确立。

2. 中药资源的匮乏

当前中药的需求量很大,许多野生中药因采挖量过大而濒临灭绝,只能依靠人工种植,而我国中草药的种植受可种植品种少、土地资源缺乏、农药残留超标、道地药材产区土壤质量下降、粮食种植与药材种植争地冲突等因素影响,导致中药质量不达标,故人工种植虽保证了产量,却丢失了质量。

因此,保证中草药质量的规范种植就显得尤为重要,这也需要卫生、农业、工信等多部门联手施策才能更好地保护中药资源。科学制定中药材种植的规范标准,注重保证药材质量,积极拯救濒临灭绝的宝贵的野生道地药材,加强溯源管理模式,保证中药材从种子到饮片的各项指标达标,实现种子与中药质量相挂钩，从根本上杜绝中草药质量不合格的不良现象。

3. 中药人才的紧缺

中药疗效机制的研究以及中成药、中药饮片等规范化的评定都需要大量的人才来完成。但是中药研究方面的人才紧缺，中药高等教育面临着教学模式陈旧单一、教学资源匮乏、师资力量不足等问题。因此，培养大批具有创新思路的高等人才，才是中西医结合发展的正道，正所谓科学的本质就是创新，创新也是人才培养的重点和难点。

针对上述问题，高等教育的中药学人才培养应坚持"双思维并重"和"三有"原则。"双思维并重"即指中医药思维与科学思维培养并重。"三有"是指一要坚持传承中医药传统的理论和技术，使人才培养具有鲜明的中医药特色；二要在人才培养中有稳固的现代药学和科学技术做基础，以推动中药学更好地发展；三要有意识地培养学生的自主学习能力、实践能力和创新能力等。具体地来说，高等院校应该改革实验教学模式、创新教学手段和方法、增加实验教学课时、优化实验教学内容、提高教学团队的整体素质，注重培养学生的创新意识以及现代药理学技术。中药的现代研究是中西医结合事业发展的支撑，所以必须要求从事研究的人才具备扎实的中西医基础以及优秀的创新科研思路，迎难而上，这样才能为中西医结合事业开辟新的未知领域。

4. 需要有效中药平台的建立

当前中药研发平台存在资源分散、重复建设等问题，技术转化率低、共享机制不健全的现状严重制约了行业创新发展。建立有效的平台有助于提升医药企业整体创新能力和技术水平。通过平台建设，将有效解决中药领域科技资源碎片化、人才结构失衡等突出问题，整合中药领域科技、人才资源，为中医药企业提供创新药物的开发、中药有效成分的筛选、传统中药的二次开发、药物药理药效研究、药物安全性评价，以及产品检测、技术转让、行业与技术信息等服务；着力破解行业共性关键技术难题，从而不断提高行业的整体技术水平和创新能力；有利于在资源与产品之间、科技成果与产业化之间建立起一座桥梁，通过技术平台专业化服务，加快以道地药材为原料的科技成果产业化进程，形成以中药材种植与中药研发、生产并行并举的模式，推进中药产业的升级，使优势产业升级为支柱产业。

三、抓住机遇，以药促医，加快中药标准化建设

通过对刘院士的采访，我们收获良多。他认为我们今后的研究可以药为始，规范中药的发展，从而推动中医，让中医走向世界，并得到世界认可，促进中西医结合事业的发展。目前，在中西医结合的道路上还有很多的难题有待我们克服，但相信通过所有人的努力，这些困难必会迎刃而解。当然，这也需要国家政策的支持和帮助，只有在大政策的引导下，这条路才能走得更加长远。

（主审：刘昌孝，整理：高玉萍　杨晔　赵伟）

第七章
肿瘤学家眼中的中西医结合

——郝希山院士

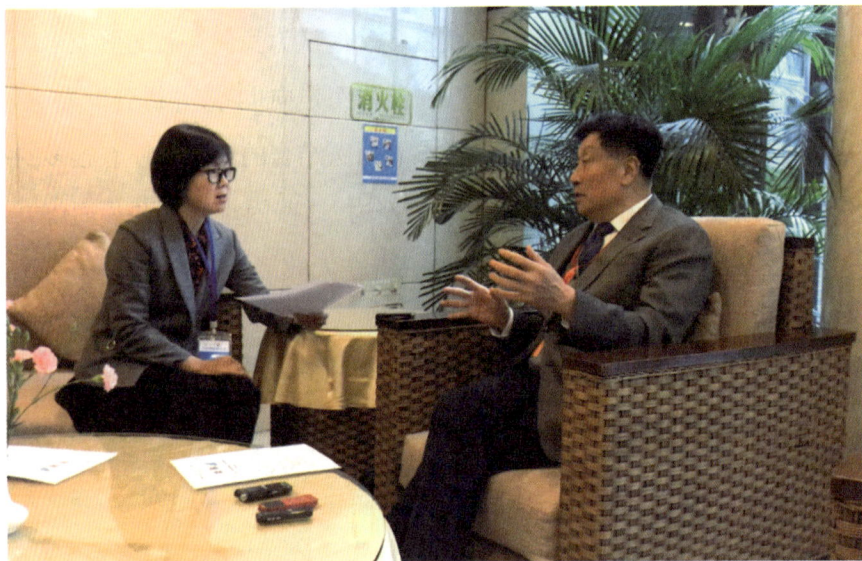

2019 年 4 月 29 日于西安访谈郝希山院士

专家简介：郝希山，中国工程院院士，中国著名肿瘤学家，现任天津市肿瘤研究所所长、国家肿瘤临床医学研究中心主任、中国科学技术协会第九届全国委员、中国科学技术协会国际合作与对外联络专门委员会副主任、国际乳腺疾病学会副主席、中国抗癌协会监事会监事长、中国医药生物技术协会医药生物技术临床应用专业委员会主任委员、《中国肿瘤临床》及 *Cancer Biology & Medicine* 主编等，兼任天津医科大学名誉校长、天津医科大学肿瘤医院名誉院长、中国抗癌协会名誉理事长等职。郝希山院士致力于肿瘤临床和科研工作 40 余年，在肿瘤外科、肿瘤免疫治疗以及肿瘤流行病学等方面取得多项创新性科研成果，发表论文 500 余篇，主编专著

5 部，首创"功能性间置空肠代胃术"治疗胃癌，成果获得 2001 年国家科技进步奖二等奖；在国内率先开展实体肿瘤生物治疗，形成独具特色的肿瘤综合治疗模式；率先在中国开展了大规模的中国妇女乳腺癌筛查，"恶性肿瘤流行趋势分析及预防的研究"获 2006 年国家科技进步奖二等奖；率先开展国际化的留学生英语教学，获国家教学成果一等奖 1 项，此外，还获得省部级科技进步特等奖 1 项、一等奖 3 项，天津市科技重大成就奖 1 项等。

摘要：中医药是中国贡献给全世界的伟大医疗体系，几千年来的实践证明了它存在的必要性。在国家政策引导及医学各界共同努力下，近年来中西医结合医学发展迅速，并取得了辉煌的成就。郝希山院士（以下简称郝院士）表示，中医与西医的结合应现代疾病复杂多样、难以治愈的背景潮流而生，是大势所趋。但是，中西医结合是一个漫长的过程，不可急于求成，要稳扎稳打，稳步前进。

访谈：2019 年 4 月 28 日，由中国医师协会和中国医师协会整合医学分会主办的中国整合医学大会于西安隆重召开。大会的主题为"贵在整合、难在整合、赢在整合"。会议期间，"建立基于'辨证论治、病证结合'的现代中西医结合诊疗模式研究"课题组对郝院士进行了专访，郝院士表示中西医结合绝不是中医一套，西医一套，而是要互相学习，融会贯通。

一、中西医结合是一个循序渐进的过程

自毛泽东同志号召中西医结合至今，中西医结合事业取得了辉煌的成就。目前，对于中医与西医如何结合，医学各界也都积极地探索，努力将中医与西医有机结合到一起，以更优化的治疗措施为患者解除病痛。郝院士表示，虽然大家对中西医结合理念还处于认识阶段，但其在形式上已经开始，相对于西方国家，国内的肿瘤医院大都配有中医科室和中西医结合科室。郝院士说："肿瘤治疗是西医学的一个瓶颈，中西医结合为肿瘤的治疗

提供了一个很好的策略,而且实践也证明了中西医必须结合在一起。"例如天津中医药大学第一附属医院对肿瘤的治疗已开展中西医结合的诊疗模式,并实现了化疗药与中草药、中医特色疗法与西医外科手术以及中医与西医诊断方法等的结合。郝院士认为这就是中西医结合理念在形式上的体现,但是中西医如何成为浑然的整体,形成一个全新的医疗体系,还需要很长的过程,特别是西医医生的中西医结合之路还要更长一些。

二、肿瘤治疗需要中西医结合

不论中医还是西医,肿瘤都是一个棘手的疾病,术后复发率高,易转移。郝院士表示,突破治疗肿瘤的瓶颈,需要中西医结合来共同解决这一难题。中医是从整体、宏观及内在联系角度考虑问题,有其独特的优势,西医偏于从微观和局部考虑问题,在整体性上需要学习中医的思维。郝院士建议国内的肿瘤中心都应建立完善的中医科室,针对病人不同情况采取相应的治疗措施。中医治疗可提高肿瘤患者的免疫力,而且在治疗过程中有助于减轻放、化疗的副作用,这是拥有中医科室的西医肿瘤专科医院的优势所在。

郝院士表示,近些年西医对于肿瘤的诊治理念发生了变化,治疗不只着眼于肿瘤本身,而是更关注于整体。传统肿瘤远期疗效是以 5 年生存率的标准判断的,并结合影像及病理学的诊断来确定肿瘤的治疗效果。而现在西医越来越注重病人的整体,多从患者身体状况、生存时间及生活质量判断肿瘤的治疗效果,这也是逐渐被西医医生认可的评定肿瘤疗效的标准之一。

三、中西医结合须再接再厉,勇往直前

自开展中西医结合以来,成果显著,治疗模式日益优化,全国人民也对中西医结合寄予厚望。中西医结合的步伐已经向前迈进了一大步,如何在

此基础上继续稳步前进是当代中西医结合工作者的首要任务。郝院士表示，国家倡导中西医结合是济世惠民的好事，要想发展好中西医结合，首先要从治疗理念上做出调整。由于西医医生的培养主要是学习解剖学、组织学与胚胎学、生理学、生物化学及病理学等课程，所以西医医生从学校走上医疗岗位多从微观分析疾病，这种思维理念会限制西医医生对疾病的整体掌握。所以应该汲取中医学治病救人之长，要培养从宏观及人文精神上整体考虑病人的思维理念。中医与西医应取长补短，取其精华，去其糟粕，由此则中西医由独立到融合指日可待。

　　另外，发展中西医结合，离不开国家政策的引导。尤其在教育方面，目前中医院校都设有西医课程，而西医院校的中医课程还不够系统深入。国家应鼓励西医院校大力开展中医课程，使西医学生对中医有更加深刻的认识，以便学生走上临床时能学以致用，多从整体、宏观上看待疾病，使中西医结合的理念扎根在每个医学生心中，发展中西医结合，应从学生抓起。

（主审：郝希山，整理：刘海朝　章明星）

第八章
对中西医结合问题的一些思考：循序渐进，协同发展

——张伯礼院士

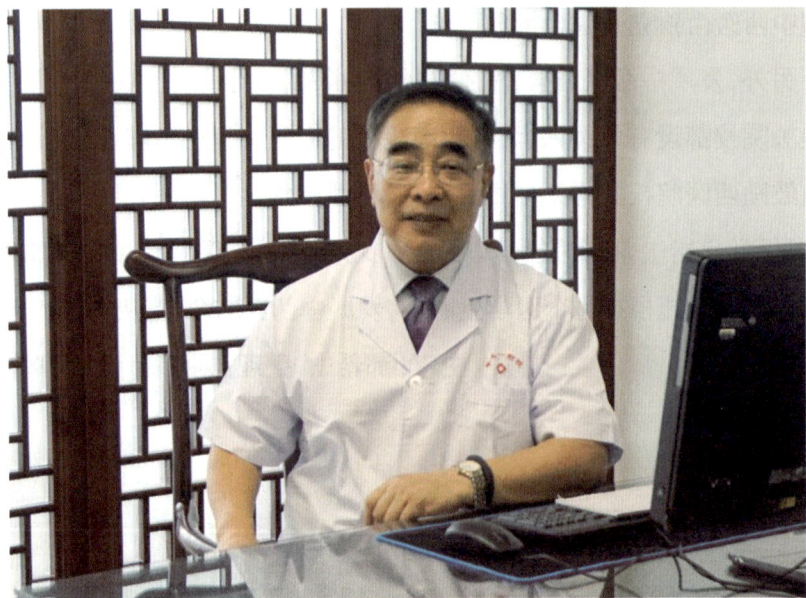

2019 年 6 月 22 日于天津访谈张伯礼院士

专家简介：张伯礼，中国工程院院士，天津中医药大学名誉校长，中国中医科学院名誉院长，组分中药国家重点实验室主任，现代中医药海河实验室主任，全国教书育人楷模，国家"重大新药创制"科技重大专项技术副总师，中华医学会监事长、教育部医学教育专家委员会副主任委员。获国家科技进步奖一、二等奖 7 项，国家教学成果一等奖 2 项，获全国创新争先奖，光华工程科技奖、何梁何利基金科学与技术进步奖医学药学奖、吴阶平医学奖、树兰医学奖等奖励。

摘要：自中华人民共和国成立以来，中西医结合事业在国家卫生政策的支持下，历经近70年的风雨历程，取得了突飞猛进的进步。然而在中西医结合的发展进程中，仍旧存在诸多的瓶颈问题亟待解决。张伯礼院士从历史发展的层面论趋势，强调"循序渐进"的必然性；从事业发展的层面论原则，突出"优势互补"的重要性；从医疗实践的层面论策略，明确"提升疗效"的目的性。为进一步推进中西医结合事业发展，有效开展临床诊疗工作指明了方向。

访谈："看病难、看病贵"不仅是中国难题，也是世界难题。原因有多方面，其中两个主要原因是随着生活方式转变引起的疾病谱改变和老龄化社会的到来。中国在有限的资源条件下，要满足14亿人的医疗卫生需求，必须走出一条中国道路，用中国式办法解决好这个世界难题。与其他国家不同的是，中国实行"预防为主，中西医并重"的中国特色医疗卫生工作方针。中西医结合历经半个多世纪的实践，取得了重大成就，但也随着时代的变化面临新的瓶颈问题，如何面对与解决这些问题是持续发展中西医结合事业，使其顺利推进的必然要求。

2019年6月，张伯礼院士（以下简称张院士）接受"中医与西医的整合"研究课题组的访谈，提出："中医与西医两者各具优势，在疾病的诊疗过程中完全能够结合，经过多年的实践与理论研究，已经取得了重大的成就，有很多经验可供借鉴。中医与西医不仅能够很好地结合，还能继续发展，向更高的层次迈进。但是，事物的发展必须遵循客观规律，所以中西医结合，以至于中西医整合都需要循序渐进、分阶段、分步骤地推进。"

本文由课题组在2020年9月整理成稿，内容基于前期采访资料，并融入了张院士近期对中国中西医结合事业发展趋势、原则与策略的见解。

一、以史为鉴，循序渐进

1. 审时度势，重在坚守

张院士指出："中西医结合是当代中国医疗发展的必经之路，将成为建立新医学的重要途径,全体医务工作者必须矢志不移地为实现这一目标而努力奋斗!"张院士始终强调走中西医结合的道路是发展中国医疗卫生事业的历史必然。

自鸦片战争后,近代中国受洋务派与改良派"中体西用"思想的影响,西医诊疗技术逐渐进入中国医药行业,开启了长达近 180 年的中西医论争、共存的局面。西医学凭借外科、产科等优势病种良好的诊疗效果,"以己之长,攻彼之短"弥补了中医学的不足,迅速赢得了中国民众的广泛认同与接受。一些具有中西汇通理念的医学名家试图通过创造"新医学"突破两种医学的壁垒,在实践的基础上提升理论支持。囿于尚未认识到中西医两种医学的本质差异,以及缺乏对差异产生原因的深刻思考,虽历经百余年的尝试,仍未能实现中西医汇通在理论层面的突破,最终处于"汇而不通"的混合阶段。随后历经民国时期针对中医学"存废之争"后,中医与西医进入了各自为政的局面,其间秉承汇通思想的医家如恽铁樵、陆渊雷等仍旧为"新医学"的发展不懈努力,奠定了中华人民共和国成立后"中西医结合"事业的基础。

中华人民共和国成立后,毛泽东同志作出了"团结中西医"的指示,明确了"中医与西医组成统一战线,共同提高诊断和治疗的水平,更好地维护广大人民群众的健康。"随后,中医与西医以着力解决临床问题为根本目标,以提升临床疗效为目的,进行了中西医结合的初次尝试。各地区通过"西医学习中医进修班"的形式为临床培养了大批优秀的中西医结合人才,极大地推动了中西医结合事业的发展。与清末民国时期的汇通学派不同,此时的中西医结合医学重视中医与西医的本质差异,从实践中进行反思,或以西医病理机制阐述中医病机要义,或以中医术语概括西医疾病传变规律,多数研究以相互借鉴为主。在国家政策的支持下打破了近百年中西医对峙的局面,虽然仍有需要面对和解决的瓶颈问题,但是两者的结合是大势所趋,呈现出和谐发展的态势。

2020 年 2 月，张院士在接受媒体采访时已明确指出："在中国有两套医学，这是非常好的事情！ 两套医学都是从维护病人利益的角度求得共识，各自发挥各自的长处，给中国人民最好的医疗照护，这是我们医务工作者共同的目标！"由此可见，中国近 70 年的中西医结合发展道路，从国家领导人到卫生行业的专家学者初心未改，面对瓶颈问题张院士始终以冷静的分析告诫社会："中西医之争是暂时的，对提升医疗水平没有任何意义，治愈疾病才是根本！ 不必讨论中与西的区别！ 此类争论或因于无知，或因于利益，均不应成为当今中西医结合事业的障碍！"

综观中国中西医结合的发展历史，每一步均镌刻着鲜明的时代烙印，从"中体西用的中西医混合"到"学术思辨的中西医结合"，中医与西医在中国历经近 200 年的磨合，有其自身的发展规律，正在逐渐走向"整合"与"融合"。诚如张院士指出："中医与西医完全能够结合，两种医学均以治愈疾病为目标，具有各自的长处与短处。发展中西医结合事业，必须明白各自的优势与短板，必须'以己之长补彼之短，以彼之长补己之短'。首先必须坚定中西医结合事业一定能够实现的信念，其次按照发展规律有计划、有步骤地推进。"

2. 权衡中西，协同发展

张院士指出："西医学基于解剖学、生理学、病理学等基础，重视形态结构和病变局部；中医学强调人与自然和谐相处，重视人体功能状态和整体调节。两种医学站在不同角度把握人体的健康，具有等同的科学价值，有很强的互补性。站在维护人体健康的同一立场上，中西医完全能结合，但结合时不可急于求成，应该分阶段进行、循序渐进。"

中西医结合事业的发展趋势是中医与西医的全面整合，形成具有中国医疗特色的"新医学"。对中西医整合医学概念的解读，是确保中西医结合事业沿着正确发展方向实施的重要保障。张院士从中医学的"整体观念"角度对中西医整合医学的基本特征进行了分析，强调中医学整体观念指导下的辨识疾病的方法将人体与宇宙、自然视为一个整体,不仅关注疾病状态,更可以用来提升人体完整生命周期的生存质量,这种全方位的整体观念既源自中医学,又高于中医学。因此,"多维度的整体观念"将成为中西医整合医学的基本特征之一。中医学蕴含的优秀文化传统、核心学术特色、适宜技术规范等内容将极大地推动中西医整合医学的发展,有助于更全面、更深刻地认识疾病,进而为人民提供最佳医疗方案。

二、中西合璧,优势互补

中医与西医虽是两套不同的医学体系,但在维护健康的目标上却是一致的。张院士指出:"中医与西医各有优势,西医在急危重症的救治方面具有独特优势,中医在慢性病改善功能方面具有显著优势。两者应取长补短,协作攻关。中医与西医绝不是截然对立,更不是敌对双方,而是保障人类生命健康的盟军,应携手共同应对疾病。中国有两套医学一起为国人提供服务,这是中国人民的幸福!中西医结合也必将成为建设中国特色医疗模式的伟大创举,为世界健康事业贡献'中国方案'。"

1. 思维方式的互补

中医药理论在中国古代朴素唯物主义和辩证法等哲学思想的深刻影响下,形成了"天人相应""形神一体""脏腑相关"的整体观念和"同病异治""异病同治"的辨证思维,擅长从整体上宏观调控人体的健康,注重人体各部分的平衡关系以及人与自然的和谐发展,但这也导致了其对于实体的物质结构并未进行深入研究。而现代西方主流医学的认知模式由于受到古希腊哲学与现代还原论思维的影响,其特点是通过实验研究物质性的实体结构,从人体器官、组织、细胞到分子、基因等,建立在解剖、生理、病理学的基础上,善于从微观角度解决具体的局部问题,但缺乏各局部之间的相关性研究。

基于此,张院士指出:"中医与西医思维方式的差异导致认识疾病的角度不同，中医注重宏观上的整体把握，西医注重微观上的局部研究。中西医结合的关键是既关注宏观，又兼顾微观；既研究功能，又注重结构；既考虑各部分间的平衡关系，又关注每个部分的状态。只有全方位、多层次地认识疾病，才能更好地指导临床治疗。"

2. 诊疗技术的互补

张院士提出："医学发展经历了从救死扶伤到防病治病，再到维护健康的过程。维护健康是医学的最高宗旨，让人不得病的医学才是好医学。"从维护健康状态的养生与防病，到改善疾病状态的诊断与治疗，中医与西医均存在相互结合的必要性。

首先，在疾病预防方面。中医药强调"治未病"，包括"未病先防""既病防变"和"愈后防复"3个主要内容。在数千年的实践中逐渐总结出诸多行之有效的养生及预防方法，如食疗药膳、针灸推拿、导引按跷、太极功法等，皆具有"简、便、廉、验"的特点。西医学凭借先进的诊断方法对人体内关键指标进行量化分析，达到早期诊断和早期干预的目的。在不同时期、不同人群中以中医先进的预防理念作为研究方向，结合西医客观的检验方法作为验证工具，两者优势互补，能够促进预防医学理念的更新与检验水平的提高。

其次，在临床疗效方面。张院士提及中西医结合始终强调："任何一种医学应首先关注患者的生命，让更少的人死亡，让更多的人得到挽救是最终的目的。"由此可见，中西医结合须始终以保证临床疗效作为主旨。中医"辨证"、西医"辨病"，"病证结合"参以时间、地域、体质等因素进行综合治疗。于此，张院士强调："病证结合思维是中西医结合非常重要的学术贡献，是中医临床思维方法的创新成果。"近年来，随着临床常见疾病的中西医结合疗效研究，在病证结合思维指导下，采用基于文献回顾研究与临床大样本的数据分析技术，已经明确看出中西医结合疗法具有良好的适用性，其疗效评价明显优于单纯中医或西医疗法。

三、提升疗效，以人为本

张院士指出："中西医结合应以提升疾病疗效为目标，以满足人民健康需求为导向，注重临床问题的解决。秉承中医思维，在中医理论指导下，用现代科学的方法研究中医，围绕当今西医的难点问题，中医对其补充，乃目前中西医结合的成功经验。"张院士指导说："务必关注数十年来中西医结合已经取得的重大成果，从优秀案例中发现思路、凝练方法，理论阐述与诊疗互补等方面都应该高度重视！"张院士尤为推荐学习吴咸中院士与陈香美院士在治疗急腹症与 IgA 肾病中的突出成就，为我们今后思考中西医结合事业的发展方向与总体思路提供了指引。

1. 吴咸中院士治疗急腹症

急腹症发病较急，变化迅速，并发症多，病死率高，严重影响广大人民的身体健康，国内外以手术治疗为主，然而治疗效果常因并发症发生率和病死率高而不尽如人意。吴咸中院士以中医学"六腑以通为用"的理论为指导，采用"通里攻下法"为切入点，根据中医学辨证论治的原则创立了急腹症不同时期的"治疗八法"。在明确良好的临床疗效后，有针对性地选择了"通里攻下法""活血化瘀法""清热解毒法"和"理气开郁法"的代表处方进行实验研究，不仅阐明了中医药在治疗急腹症方面的机制，更打通了与西医学联络的桥梁，在急腹症中西医结合疗法中比较全面地实现了理论与实践的重大突破。解决了西医手术疗法无法处理因肠黏膜屏障损伤造成细菌、内毒素移位的问题，这就是"从中医角度解决西医难题"的典范。吴咸中院士在认同中药在非手术疗法中对于急腹症的积极意义的基础上，同时强调"对确有手术指征的病人必须不失时机地进行手术治疗"。由此可见，中西医结合必须基于疾病发展的不同阶段、不同症状特征进行有效的结合，实现各自优势的互补，才能最大限度地降低并发症的发生率和病人的病死率，提高临床疗效。

2. 陈香美院士治疗 IgA 肾病

IgA 肾病是慢性肾脏病中常见、多发的难愈性疾病，居尿毒症病因之首。陈香美院士首创"西医辨病 - 中医辨证 - 生物标志物"的诊断标准，将中医与西医诊断的优势进行联合，并通过"生物标志物"明确复杂证候的关键要素，对中医辨证进行了客观化评价，成功建立了"IgA 肾病中西医结合诊疗新方案"，为中医学准确参与治疗 IgA 肾病 5 个病理分期提供了科学依据。经临床实践验证，其疗效优于国际指南推荐方案，有效率高出 20%~26%。不仅如此，在中西医结合治疗 IgA 肾病的过程中解决了"提升临床治疗效果""减少西药不良反应"和"抑制肾小球硬化"等西医面临的疑难问题。在应用中西医结合疗法攻克医学难题中获得了突破性进展，其研究思路与方法值得中西医结合研究工作者普遍借鉴。

张院士对吴咸中、陈香美两位院士在中西医结合研究工作中的认可，充分表明中西医结合事业的发展必须以临床需求为导向，以人为本，尤需关注单纯中医或西医疗法均存在疗效偏低的常见难治性疾病，以此作为突破口，努力攻关，才能取得最大的医疗效益。

四、结语

综上所述，张院士对于中西医结合事业的发展战略，在"趋势""原则"与"策略"方面均提出了具体而深刻的思考。趋势方面，"以史为鉴，循序渐进"。必须始终紧紧抓住时代的变化，审时度势，因势利导，做中医学在辨治疾病过程中最为擅长的工作，同时全面继承中医学优秀的理论与临床成就，在传承中凸显中医学的临床诊疗优势。有计划、有步骤地在实践应用中提升中医理论的科学内涵，逐步实现与西医学的完美对接，最终实现由"中西医结合"到"中西医的全面整合"。原则方面，发展中西医结合事业是当代中国医疗的主要特色，现阶段应大力倡导两套医学并行。中西医在维护病人健康上达成共识，秉承"优势互补"的原则，取长补短，协作攻关,今后必然能够实现中医与西医的全面整合。策略方面,中西医结合应以人为本,以疗效为最终目标。为促进中西医结合临床医学的提升,张院士总结中西医结合优秀案例,指出:"围绕当今西医的难点问题,中医学对其补充,是目前中西医结合的一条捷径!"理解与把握张院士对中西医结合关键问题的解读,在实践中不断总结经验、调整方向、明确目标、优化道路,对更好地发展中西医结合事业有着重要的指导意义。

(主审:张伯礼,整理:黄博臻　王蕾　郭义)

第九章
中医药高质量发展的关键：提升中药材品质，紧抓中医临床循证

——张伯礼院士

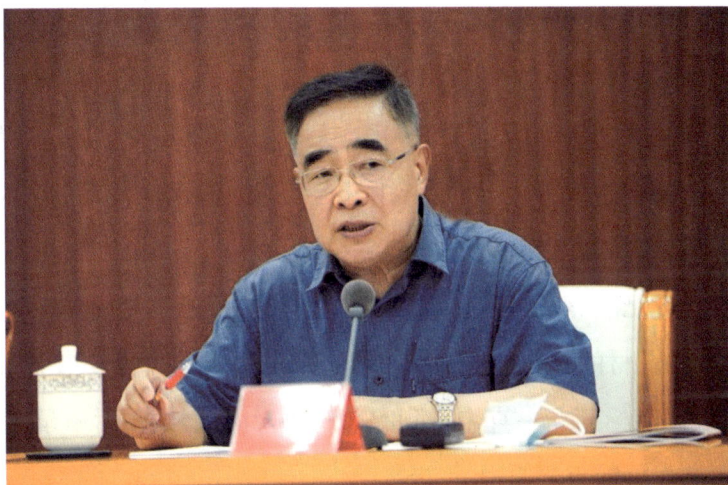

中国工程院张伯礼院士

摘要：以疗效为本，紧抓中医临床循证，以科技为支撑，提升中药材品质，是中医药高质量发展的必由之路。张伯礼院士（以下简称张院士）说："中医药走向国际是一个循序渐进的过程，需要苦练内功"，"一带一路"倡议的推进，为中医药走向国际带来了机遇，我们需突破瓶颈，抓住机遇，为中医药高质量的发展而努力。

观点："中医药快速发展的时机到了"，2019年6月，张院士在"中医与西医的整合战略研究"大会上讲到。随着中医药的发展，中药在群众中的口碑越来越好，中医药在老百姓心目中的地位一直在提升。张院士强调，中医药的发展目前仍面临诸多难题，中医的高质量发展需要突破两个瓶

颈：一是提高中药品质；二是抓中医药循证，突破瓶颈的关键是促进中医与现代化技术结合，即中医理念与西医技术的结合，这也是未来医学发展的主要方向。张院士进一步指出："这个未来医学属于中医的范畴，不是除中医、西医之外的第三支队伍。"笔者现将张院士对中国现阶段中医药高质量发展的趋势、瓶颈及策略的阐述整理如下。

一、提高中药品质、紧抓中医循证是中医药高质量发展的关键

1. 提高中药质量，生产无公害中药

近年来，我国中药材工业生产总值持续上升，已由过去的 300 多亿元产值升至现在的近万亿元产值。同时，大量中药健康产业应运而生，如中药农业、中药保健品、中药化妆品、中药兽药以及中药工业等，野生中药材早已供不应求，大量人工种植的中药材被投入市场。然而，人工种植难免会过多使用化肥、农药等，再加上人工种植中药材缺乏经验，缺少科学技术支持，导致中药材的农药残留和重金属超标问题严重，比如人工种植枸杞、三七等，农药超标问题一直未得到有效解决。因此，中药材质量问题成为阻碍中医药发展的重要原因。

张院士强调："品质就是中药材的生命，品质一旦出问题，中药材产业的生命就没有了保障。"中药材从野生到家种是一场革命，在这场革命中需要解决的问题有很多，如优质的种子和种源，规范化栽培，科学的田间管护、施肥和农药等。这场革命的关键是：①解决农药残留和重金属超标问题，生产无公害中药；②提高中药品质，保证道地药材的药效。张院士指出，中药材是我国独特且具有战略意义的宝贵资源，药材栽培是一条渐进路径，很多复杂的技术环节有待深入研究，可能需要 10 年甚至更长的时间。总之，中药材的质量提升是一项系统工程，也是中医药发展的关键环节之一。

2. 紧抓中医循证，用证据说服世界

目前，中医药服务虽然在我国整个医疗服务总量中呈逐年上升趋势，

但由于其传统研究方法的局限性，中医药缺乏公认的循证医学证据，使中医药疗效受到质疑，严重影响中医药的推广使用。张院士谈道："中医药有3 000年历史，积累了丰富的临床经验，但缺少现代科学评价的高级别证据。"采用循证医学的理念，建立符合中医药特点的评价方法，有计划地开展临床循证研究，不仅可使临床用药更具针对性、疗效提高、费用降低，而且可以提高中医药在医学界的认可度，促进中医药的国际化进程。近几十年来，已经有不少的中医循证研究获得了科学的证据，被广泛认可并推广应用，如中国中医科学院首席研究员刘保延教授团队的针刺治疗女性压力性尿失禁临床研究就是非常好的一个例证。在研究过程中，刘教授团队选择针灸优势病种和公认的疗效指标，从方案设计到实施的过程均遵循国际通行的临床研究规则。此项研究用高质量的临床证据证实了电针治疗女性压力性尿失禁确切的临床疗效，其研究成果刊登在国际权威杂志 *JAMA* 上。该文章一经发表，就产生了广泛的学术影响，很多国家将针刺治疗压力性尿失禁列入医保范畴。

缺乏符合中医辨证论治个体化的循证医学评价方法已成为限制中医药行业发展的瓶颈之一，因此"中医药临床疗效评价创新方法与技术"被认定为2019年20个对科学发展具有导向作用、对技术和产业创新具有关键作用的前沿科学问题和工程技术难题中唯一的中医药领域的科学问题。张院士指出，中西医结合临床研究一定要立足解决关键问题，提供高级别的循证证据，而在循证过程中，方法学发挥着重要的作用。

"一种药物到底有没有疗效，价值有多大，什么样的人群更适宜，风险是什么等等，都需要通过研究数据来证明——这对于合理用药非常关键"。张院士认为，临床循证不能简单地把中医药治疗"有效"或"无效"作为评价标准，而应遵循国际临床研究规则，如有效，需进一步研究有效的规律，如药效的具体起效时间、平台期拐点、滞后效应时间等，用临床循证证据说服世界；另一方面应准确定位中医药临床治疗的角色、找准中医药临床治疗的切入点。中医药的治疗效果不一定均要体现在主要的客观指标方面，一些次要客观指标同样重要，如患者的生存质量等。荣获2016年度国家科技进步奖一等奖的陈香美院士团队在IgA肾病尿毒症阶段中西医结合治疗的研究中发现，中医辨证论治结合西医透析治疗，可以明显保护残存肾功能，降低内生肌酐指标、有效减少透析次数，进而提高患者的生活质量。如此在循证证据的指导下，中医和西医协同配合，各自发挥优势，使临床疗效达到最大化。张院士再次强调，临床循证要知其然并知其所以然，要明确病情改善的病理环节，清楚其终点效应，深入探讨中西医优势互补的最佳化治疗方案。总之，只有将中医和西医有序结合的临床疗效转化为科学的数据，才能促进中医药和中西医结合医学的进步。

二、结合现代科学手段，促进中医药发展、创新

中医和西医是两种不同理论指导下的医学。张院士指出："西医看到的是清晰的局部，而中医看到的是客观的整体，两者最终的目标是一致的，都是维护健康，两者各有优势，不能互相取代，但可以优势互补。"中医药发展创新，要吸纳现代最新成果，既用望远镜看到宏观的整体，又用放大镜看到清晰的局部，从客观的整体中找到清晰的局部，瞄准目标人群，把中医药功效发挥到最大。以屠呦呦教授"发现青蒿素，挽救了全球特别是发展中国家数百万的生命"而获得诺贝尔生理学或医学奖为例，张院士表示，"研究成果要获得国际认可，一要有效，能真正解决问题；二要原创发明，因此创新十分重要"。张院士说道："青蒿是把草，青蒿素是个宝，青蒿如何变成青蒿素，靠的是现代科技手段。中医就是原创思维，中医有很多好的理念，但一定要结合目前的科技手段才会产生原创的成果。"张院士还强调，中医药走向世界要靠疗效，但必须和现代科技相结合，科技是中医药走出国门的翅膀，科技的翅膀越硬，中医药才会飞得更高、更远。

张院士指出，未来医学就是中医理论结合现代科学技术，现代科学技

术一定要服务于中医理论和中医临床，尤其是在慢性、复杂性疾病的诊疗中。汤钊猷院士以九十多岁的高龄，结合自己临床实践和科研工作经历，著《西学中，创中国新医学——西医院士的中西医结合观》，书中强调"西医加中医才是未来医学的方式"。张院士非常赞同汤钊猷院士的观点，提出这种未来医学属于中医的一支队伍，并非中医、西医之外的第三支队伍。中医与西医的结合、整合、融合等是代表中西医结合的不同阶段，关键在于"合"。张院士进一步强调，我们不能仅把中医作为自然科学来评价，中医是超越自然科学的学科，它包括自然科学、人文、社会等各个方面，这也是优势所在，代表的是未来学科发展的方向之一。

三、结语

张院士表示，中医药高质量发展，必须和现代科技结合，解决限制中医发展的瓶颈；生产无公害中药、提高中药材的品质；紧抓临床循证，为中医药的发展提供高级别证据，帮助中医药实现创新，这也是中医药走向国际的关键。目前中医药在建立标准、研究机制等方面做得也还不够，中医药发展需要中医和其他学科广泛地进行交流合作、共同研究、融合发展，这样才能促使中医药高质量快速发展，为健康中国建设做出更大贡献。

（主审：张伯礼，整理：贾贝田　解露露　边育红　赵舒武）

第十章
从"健康中国"国家战略高度推动中西医结合诊疗模式革新探索

——陈香美院士

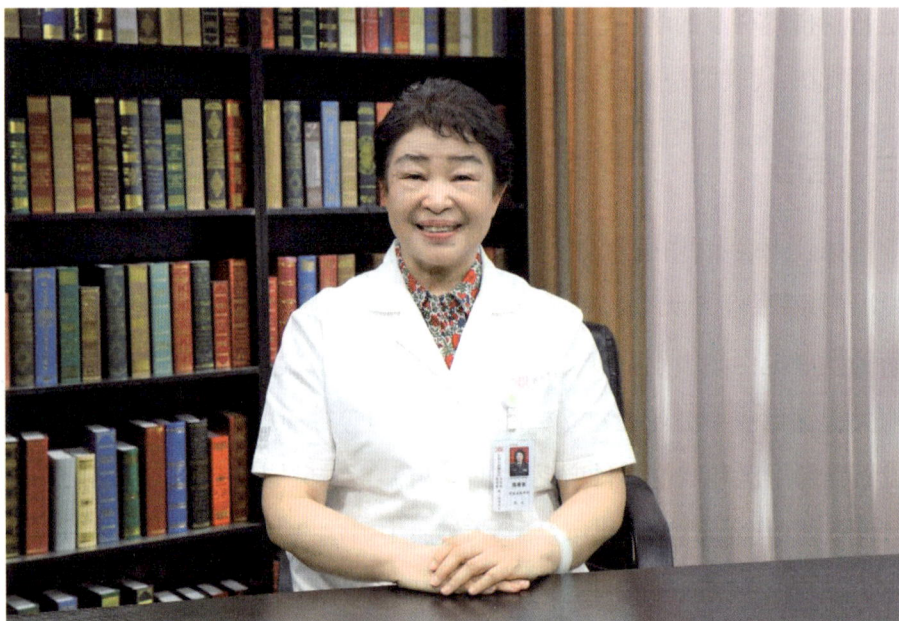

2022 年 6 月 13 日于北京访谈陈香美院士

专家简介:陈香美,中国工程院院士,中国中西医结合肾脏病基础、临床和转化研究的领军人才。现任中国人民解放军总医院肾脏病研究所所长,肾脏疾病国家重点实验室主任,国家慢性肾病临床医学研究中心主任,国家肾脏病医疗质量控制中心主任。先后担任 2 项国家重点基础研究发展计划项目首席科学家、"十二五"国家科技支撑计划项目首席专家,连续获得国家自然科学基金创新群体、重点项目等 20 余项。以第一或通信作者发表论文 1 000 余篇。主编专著 16 部,主持制定指南和专家共识 20 余部。作为第一完成人获国家科技进步奖一等奖 1 项、二等奖 4 项,国家科技进步创新团队奖 1 项,中华医学科技一等奖 4 项及其他省部级一等奖 5 项。获得全国创新争先团队奖牌,全国创新争先个人奖,谈家桢生命科学成就奖,树兰医学奖,何梁何利科学与技术进步奖医学药学奖,吴阶平医学奖,世界杰出华人医师奖,中国侨界杰出人物奖。荣立中央军委个人一等功 1 次,二等功 2 次。获得"全国三八红旗手"、解放军总后勤部"科技金星"、全国优秀科技工作者等荣誉,担任第十三届全国人大代表。研究成果入选中国医学科学院"中国 21 世纪重要医学成就"名录。

摘要:中西医结合医学是"把中医中药的知识和西医西药的知识结合起来,创造中国统一的新医学新药学"。多年来中西医结合医学得到国家政策的鼓励和支持,实际应用获得突破性成就,专业人才培养成效显著,为保障居民健康做出突出贡献。陈香美院士(以下简称陈院士)指出中西医结合医学是未来医学的发展方向,然而中西医结合的研究仍处于发展阶段,对中西医结合诊疗模式的革新探索符合国家健康政策需求,契合"健康中国"的发展目标;并研判了中西医结合发展瓶颈:循证医学证据匮乏、中医四诊客观化指标不足、多学科交叉深度不够、科研创新能力不强等问题严重限制了临床实践的发展。陈院士结合自身对于慢性肾脏病中西医病证结合诊疗体系与创新治疗技术的研究,提出:病证结合、以优势病种为落脚点,以临床疗效为导向,加强循证医学与真实世界研究互补研究;加强"辨证论治、病期证结合"现代中西医结合诊疗模式的标准化建设;人工智能等多学科交叉融合,进一步提升中西医结合精准诊疗深度。

观点:中西医结合医学是综合运用中、西医理论与方法,在交叉运用中产生的新理论、新方法,是探索并解决人类健康、疾病及生命问题的科学。从毛泽东同志倡导中西医结合以来，中西医结合飞速发展，已逐步成为一门具有自身特色和专业人才的独立学科，具有多学科交叉、疗效显著、发展潜力巨大、基层应用广泛等优势。在习近平新时代中国特色社会主义思想的指导下，坚持预防为主、防治结合的原则，以基层为重点，以改革创新为动力，中西医并重，把健康融入所有政策，"健康中国"战略决策部署应运而生。中西医结合诊疗模式的革新探索符合国家健康政策需求，契合"健康中国"战略发展规划。中西医结合是历史发展的必然趋势，现代系统论思维和多领域科学交叉技术的发展，使得中西医结合不再是单纯的叠加，而被赋予了跨越时代、国策、科技、创新、融合等多维意义，"传承和革新"已经成为当下中西医学融合的主题。如何突破中、西医学各自壁垒，扬长避短，革新中西医结合诊疗模式是当务之急。

一、中西医结合诊疗模式稳步发展

中西医结合是指在现代西医的诊断和治疗基础上，密切结合传统中医辨证论治的精华，形成二者有机融合、各取所长、优势互补的临床诊疗模式。中华人民共和国成立后，中西医结合发展日益受到重视，成为我国独创的医学体系，并取得丰硕成果。

1. 病证结合的探索是中西医诊疗模式的正确方向

病证结合是历史发展的必然趋势。辨证论治是中医治疗学的精华所在。中医的"证候"是中西医结合临床诊疗评价中无法回避的重要问题。西医学传入中国，必然会与中医学产生碰撞，众多学者探索中西两种医学的相似性及各自特点，开创了中西医结合的独特治疗理念，其中"西医辨病，中医辨证"的病证结合模式是目前医学界广泛认同的中西医结合诊疗模式。病证结合即把西医的病与中医的证结合起来，尤其能弥补中医辨证的不足，把西医的各种理化指标纳入到中医辨证中来，发挥二者之长,提高了中医辨证的准确性和完整性。充分体现了中西医学的优势互补,起到了定位、定性、定量的作用,使辨证逐步客观化、标准化。从方法论角度分析,病可以为证提供一个明确性较强的支点;病的特异性可以为证做出较明确的诠释。同时,证为多种疾病发病的共同基础提供了深入研究的思路,也为疾病在不同时期的分类提供了可资借鉴的方式。

近年来,国家坚持以人民为中心的发展思想,牢固树立"大卫生、大健康"理念,推行"健康中国"战略国策,强调中西医并重,建立健全健康教育体系,促进以治病为中心向以健康为中心转变,提高人民健康水平。《中华人民共和国中医药法》中明确指出:"国家大力发展中医药事业,实行中西医并重的方针。""国家鼓励中医西医相互学习,相互补充,协调发展,发挥各自优势,促进中西医结合。"中西医两种医学的有机结合,是发展我国医学的重要手段和途径,而病证结合的临床诊疗和研究模式就是中西医两种医学体系有机结合的具体体现。

2. 优势病种的选择是中西医结合诊疗模式的落脚点

探索中西医结合诊疗模式,应着眼于临床,以优势病种为落脚点,深入探讨"病证结合"中西医学诊疗实践中的机制、形式与层次。多年来,中西医学专家立足临床实践,从梳理优势病种入手,针对优势病种进行正确、规范的中西医病证结合诊疗,推动中西医学诊疗模式的革新和发展,积累了丰富的经验。如陈可冀院士以冠心病为突破点,创造性地提出了冠心病"瘀毒致变"的中医病机新认识;推动冠心病病证结合诊断标准从主观判断到客观量化的发展历程。吴咸中院士以急腹症为抓手,在中医辨证论治理论体系的基础上总结出急腹症常用八法和对应方剂,并在此基础上创立了中西医结合急腹症治疗学。王今达教授将中医学的"三证三法"用于危重病抢救,创造性提出了"菌毒并治""细菌、内毒素、炎性介质并治",为相关疾病的中西医结合诊疗提供了理论依据与临床路径。

此外,病证结合的疾病预测模型不仅被运用于临床实践,还通过综合基因组学、转录组学、蛋白组学、生物信息学等现代先进技术,围绕重大慢性病(糖尿病、慢性肾炎、缺血性脑卒中等)以及多种恶性肿瘤,在中医药领域率先开展多中心、大样本、长时程系列临床研究和基础研究。创新发展了中西医结合分子诊断和精准干预技术方法学,对相关重大慢性病发病机制阐明、干预新靶点发现及诊疗技术创新发展具有重大意义。

二、中西医结合诊疗模式的瓶颈

中西医结合诊治通过既往发展取得了一定的成果,然而构建合理的中西医结合诊疗理论体系是一个复杂的系统工程,仍需要医学工作者不断探索。目前中西医结合诊疗很大程度依赖于经验的总结,尚未形成统一的、客观的、科学的疗效评价体系及循证医学数据支撑,以及多学科交叉深度不够等诸多问题亟待解决。

1. 循证医学研究缺乏,客观化指标不足

中医辨治强调个体化施治,将患者表象、主观症状作为疗效评定标准,导致缺乏客观、有效的证据;且循证中医药标准尚未统一,相关文献可比性欠佳,需要进一步完善;对于中医证型的动态变化与客观化指标的关联研究仍需进一步深入。近年来中医临床研究数量渐增,但设计严格的随机对照试验研究较少,得到的高质量证据偏少,缺乏相同证型的对照药物;研究中试验方法学描述较少,过程与数据公开透明度待提高;缺乏长期的队列研究,结果缺乏说服力,部分中医临床指南等行业标准的被认可程度和执行力度不够,存在方法学质量不高、部分指南推荐意见不明晰、本土证据欠充分等问题;中医与西医沿袭各自标准,关于结合诊疗的合作研究不足,研究深度缺乏共识,这是构建中西医结合诊疗模式所面临的循证研究与客观

化指标的现实问题。

2. 病证结合模式亟待进一步深入挖掘

中西医结合诊疗理论研究还需要加强，疾病动态发展中的"证"与整体把握、定位分期的"病"要进一步结合，虽然中西医对疾病病位认识不完全一致，但西医辨病仍可为中医辨证提供重要参考；对待西医学诊疗资料与中医四诊合参的关联和认识需要深入，利用现代科技和设备在微观层面认识人体的组织结构、功能特点，将微观层面的检查资料带入中医辨证体系中，拓展和丰富中西医结合诊疗模式，突破传统辨证思维，使"病证结合"的挖掘更加精准完善。

3. 多学科交叉深度不足，科研创新能力仍待提高

中西医结合诊疗模式尚存在中西医结合原创性理论科学基础薄弱、个体化精准诊疗策略不足等难点问题：如缺乏可靠的数据来源，人工智能需要真实可靠的数据，这对中医证候、诊断的标准化、客观化提出挑战，四诊辨证因自身技术的规范化和数据化问题，导致数据可重复性和纯净性上存在不足；医药与大数据、人工智能领域复合人才结构失衡，缺乏跨学科合作，中西医结合事业亟须注入一批高层次的新鲜血液，新型中西医诊疗模式需要培育多元化、个性化、国际化的中西医结合学科人才；创新能力需要提高，数据模型缺乏可移植性、可解释性，导致智能中西医结合辨证的临床应用至今仍然十分有限，解释性不足，不理解机器作出决策的原理，决策者和患者均难以信任机器的辨证结果，需要创新研究方法，多学科合作突破瓶颈。

三、发展建议

基于慢性肾脏病中西医病证结合体系与创新治疗技术创建的经验，陈院士表示应该"道术结合"，建立基于循证医学证据基础的"辨证论治、病期证结合"的现代中西医结合诊疗模式，具体建议如下。

1. 循证医学与真实世界研究互补为新型诊疗模式奠定基础

循证医学（evidence-based medicine，EBM）和真实世界研究（real world study，RWS）都是评价医疗干预措施的重要方法。因脱离了真实临床应用环境，循证医学的试验结果限制了其在真实临床状态下的评估效能。真实世界研究可提供日常临床环境下干预措施有效性和安全性的证据，因此上述两种研究方法相互结合可以作为循证医学研究的重要延续和补充，且极为符合中医的辨证论治理论体系。

根据目前国际公认的临床试验评价标准，涉及中医药临床试验的质量不高，疗效并不确定。中医强调辨证论治、因时因地因人制宜，临床医师多根据自身经验、以主观判断为主，进一步增加了中医诊疗结果评价的复杂性。将随机对照试验验证有效的方剂，进行真实世界研究，二者互补，在更为广泛的人群中验证其有效性，为中西医结合疗效评价奠定了良好基础。目前中医药领域真实世界研究逐渐增多，规范性也逐步加强：大部分基于医院信息系统的回顾性研究，运用数据挖掘方法对中医药进行探索，研究内容多集中于中成药制剂的研究；并制定了《中医药真实世界研究技术规范》《中国临床医学真实世界施行规范》等团体标准。循证医学与真实世界研究互补，既能保证中西医结合临床疗效评估的需求，又能符合现代临床医学研究要求，从而得到有价值的临床数据，做出真正有利于临床的诊疗决策。

2. 加强标准化建设，建立"辨证论治、病证结合"的中西医诊疗新模式。

加强中西医结合标准化建设，重点开展中西医结合专业术语标准、技术操作规范和疗效评价标准的制定、推广与应用。建立标准体系质量控制、流程规范，尤其是临床指南、管理指南等的术语、规范体例与格式。建立包含系统生物学和多组学特征的多中心、大样本的数据网络信息系统和资源平台（包括：中医证候、西医临床、病理样本、生物标志物等"四位一体"的资源库),推动以循证医学和真实世界研究互补为基础的中西医结合诊疗策略进入国家医保。

用中医——"整体观、辨证论治、个体化治疗"等思想指导西医实践,用西医先进的检测仪器、科研方法、人工智能等现代科学技术解析中医理论和中药作用靶点,联合中药、西药多层次、多靶点阻断疾病病理生理过程,推进中西医资源整合、优势互补、协同创新,形成独具特色的中西医结合诊疗方案,提高疾病临床疗效。强调抓"法"求"理",在循证医学证据的基础上,进一步实现"宏观辨证 + 辨期 + 微观辨病"相结合,形成具有中国特色的辨证、辨期、辨病相结合的最佳中西医结合诊疗模式。重点在于总结和研究西医"辨病"与中医"辨证"诊断的最佳"结合点",补充西医"有病无证"的不足,弥补中医"有证无病无期无型"之尴尬,以凸显中西医结合独立存在的指导价值,真正做到宏观和微观相结合、临床诊断和病理诊断相结合、循证医学与个体化医疗相结合、治标与治本相结合、病因治疗与改善症状相结合,中西药并举,充分发挥中西医结合医学优势。

3. 人工智能等多学科交叉融合提升中西医结合精准诊疗深度

新时期,我国致力于开展关键核心技术攻关,推动科技成果转化,以大数据为支撑,建设智慧医院,发展远程医疗和互联网诊疗,成为推动国家医学进步的重要引擎。中西医结合精准医疗的实施需要以庞大的生物信息数据为基础,通过计算分析来模拟和揭示生命全周期内在的模式、时空动态演变过程和规律,从而促进研究模型的改革,在预测患病风险、防控传染病、提升辅助医疗、加强健康管理、改善监管控费、提高药品研发等方面发挥重大作用。以大数据的获取、管理、分析、挖掘等信息技术为支撑,从中医整体观及辨证论治理念出发,结合现代先进的医疗科学技术,破解中西医结合原创性理论科学基础薄弱、个体化精准诊疗策略不足等难点问题,实现关键药物、医疗装备研发换道超车。

尽早建立适应国情的医疗大数据中西医结合精准诊疗国家战略布局,对于"健康中国""创新驱动发展"战略实施,推进医药健康产业成为国民经济新支柱意义重大。

研发多学科交叉融合高质量中西医结合领域的开放标注数据集,制定符合中医语境的高性能、高稳定、可移植、可解释算法的落地指导政策,提高医药领域大数据、人工智能产业研发的效率和质量;衔接现有信息化基础,引导医疗机构之间的数据合规流动和共享,纳入院外个人产生型数据,形成高质量、多维度、可追溯和长期追踪的人群队列数据乃至全生命期数据;加强中医证候、临床指标与生物信息大数据归一化处理关键技术探索。积极推动和拓展大数据驱动下的中医证候客观化、标准化工作。基于大数据分析探索证候分布规律,建立宏观辨证和微观辨证相结合的诊断标准,形成系统的循证证据,建立中西医结合循证观及方法论。以中医整体观及辨证论治理论为原则,集成人机交互、知识图谱、自然语言处理(natural language processing,NLP)技术、区块链和云原生等新技术,打破数据孤岛化壁垒,打通中西医结合"科学 - 技术 - 产品 - 产业"新路径;突破中西医结合医学科学基础理论薄弱瓶颈;解决创新药物和中医特色装备缺乏、个体化精准诊疗策略不足等难点问题;同时,培养一批生物技术 + 信息技术复合型人才,打造中西医结合人才创新高地,促进中西医结合产教融合及创新发展。

四、结语

陈院士表示中、西医两种医学产生的社会、时代、文化、哲学背景各不相同,中医研究的侧重点在人对疾病的反应,西医研究的侧重点是疾病在人群中的普遍性。从"健康中国"战略高度推动中西医结合诊疗模式革新探索,深入解读生命、健康、疾病的内在联系,创立新的具有中华民族原创思维的可量化、能重复、易推广整合医学,造福人类、服务社会。相信在党和国家政策的支持下,在全国中医药和中西医结合工作者的共同努力下,中国的中西医结合事业定会再创辉煌,迎来第二个黄金时代!

（主审:陈香美,整理:王聪慧）

第十一章
药理学家眼中的中西医结合

——杨宝峰院士

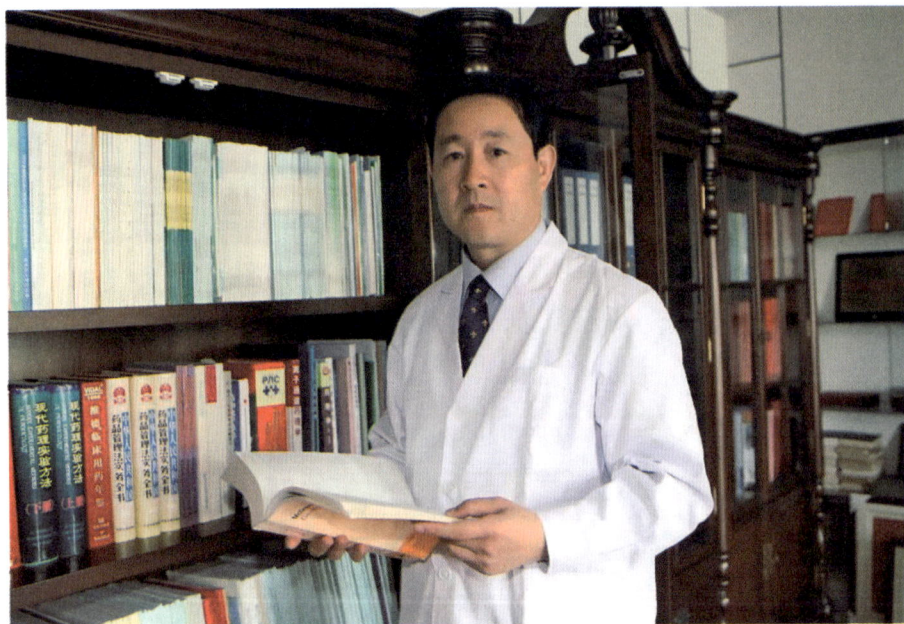

中国工程院杨宝峰院士

专家简介：杨宝峰，中国工程院院士；英国皇家生物学会会士；美国西弗吉尼亚大学、田纳西大学、密苏里堪萨斯城大学，俄罗斯莫斯科国立谢东诺夫第一医科大学，澳大利亚墨尔本大学及日本医科大学等院校客座教授或荣誉博士；中俄医科大学联盟(112所大学)中方主席；中华医学会副会长；黑龙江省科学技术协会副主席；中国药理学会心血管药理专业委员会名誉主任委员；国家重点基础研究发展计划项目及国家重点研发计划重点专项首席科学家；药理学国家重点学科、药理学国家级教学团队带头人。杨宝峰教授执教四十载，主编规划教材《药理学》(第6、7、8、9版)，并获全国高等学校医药优秀教材一等奖、国家级教学名师奖;指导学生入选"长江学者奖励计划"、国家高层次人才特殊支持计划、光华工程科技青年奖等,指导论文获全国百篇优秀博士学位论文。从事心脏疾病的发病机制及新药研究,相关研究成果发表在国际顶级期刊,申报发明专利 60 余项,多项新药成果转化并取得较大经济效益;获国家自然科学二等奖、何梁何利基金科学与技术进步奖医学药学奖,为首届"全国优秀科技工作者"及首届"全国创新争先奖"获得者;承担国家自然科学基金创新群体及重点项目等重大课题 20 余项。

摘要:中医中药是中国伟大的宝库,也是世界医学的瑰宝。中西医结合在理论研究和实践运用方面都日趋深入,成果斐然,世界瞩目。中医中药既要传承更要与时俱进,发展中西医结合,国家政策是引领,学科交叉和团队合作是关键。中西医两种医学相互渗透,相互结合,是未来医学的发展方向,唯有如此才能更好地造福人类,推动健康事业的发展。

访谈:2019 年 8 月 2 日,由天津中医药大学中西医结合学院和中医学院共同主办的"中西医结合发展战略研讨会"在天津召开。会议前夕,杨宝峰院士(以下简称杨院士)接受访谈时表示:中医中药既要传承更要与时俱进,发展中西医结合,国家政策是引领,学科交叉和团队合作是关键,中西医结合是未来医学的发展方向。

一、发展中西医结合有必要、有成果、有远见

杨院士认为,发展中西医结合有必要、有成果、有远见。中医药是中国医学的伟大宝库,中华民族的繁衍生息离不开中医中药。当今科学技术迅猛发展,疾病谱不断变化,唯有中医与西医互补结合,与时俱进,才能更好地造福世界。目前中西医结合在理论研究和实践运用方面都取得了累累硕果。天津中医药大学张伯礼院士对中药临床疗效评价及道地药材的研究,北京中医药大学王伟教授利用现代生物学技术方法结合中医学理论阐

述中医证候和方剂的科学性的研究,都为推动中医药理论的现代化发挥了积极作用。在实践运用方面,中国大多数西医院都设有中西医结合科室,且中西医结合对骨科病、肾病及心血管等疾病的治疗都取得了卓著的成效。再有,青蒿素治疗疟疾,三氧化砷治疗急性早幼粒细胞白血病,以岭药业生产的连花清瘟和参松养心胶囊,天士力药业生产的复方丹参滴丸,康缘药业的银杏二萜内酯等研究都是中西医结合的丰硕成果,得到了国际医学界的认可。中医学的整体观、辨证论治和治未病等理论,都与西医学中整合医学、精准医学以及预防医学的理念不谋而合,说明发展中西医结合是高瞻远瞩的,是具有重大战略意义的。中医药与西医学不能分割,两者是相互交叉、相互渗透的。中西医整合与结合的理论与实践告诉我们,中医与西医绝不能相互取代,二者应该互相沟通,互相合作,互相整合,取长补短,比翼齐飞。

二、发展中西医结合,要靠国家政策引领

杨院士说:“当前,国家很重视中西医结合的发展。中西医结合的发展需要在医疗改革、新药开发、人才队伍建设以及学科建设等一系列政策的指引和帮助下进行,才能走得更好,走得更远。”传统中医药的诊疗模式,是经过千百年的临床实践摸索出的一套成熟有效的经验,对于疾病的预防和治疗都具有不可替代的作用。

中药新药开发是中西医结合的一个契合点。对于一些重要的复方或者单体,只要是药效好,质量安全可控,我们就应该去开发,去运用。目前我们国家比较重视中药新药开发,并采用国际标准来管理和要求。杨院士说:“中药无论是大复方还是小复方,只要是好的复方,我们都要保留。如果能够找到有效成分,我们可以研究单体,做成片剂、胶囊和注射剂等各种剂型,这些需要大力支持,但是更要严格按照国家的标准去实施,对百姓负责,对国家负责。”

中国的中西医结合人才培养仍有较大的潜力和发展空间,国家应该持续大力支持。首先,在中医基础和方剂理论的传承方面,亟需继承和发扬光大,我们这一代不能弱化,以后也不能。其次,中西医结合的关键是西医院校要设有必要的中医学课程,同样中医药院校也应设有必要的西医学课程,这项工作目前正在开展,加强中医、西医互相了解,能够促进中西医理论与实践的整合和交融。再有,对于中西医结合人才的培养需要更多的时间去钻研,目前国家已出台相应的政策,如专项的中西医结合执业医师政策和职称评价标准,持续推进中西医结合事业发展。对于中西医结合学科建设,首先应拥有卓越的学科带头人,建设发展创新型的科研团队,充分注重学科交叉,发展中西医结合重点实验室。

三、发展中西医结合,学科交叉和团队合作是关键

中西医结合的发展离不开学科交叉和团队合作。中药单体及复合物通过多靶点发挥药效,丹参和三七对心血管疾病的治疗作用,黄连及其提取物小檗碱的降糖降脂作用,都是中西医结合领域值得肯定的临床成果。但目前需要对这些临床成果进行现代化和产业化研究,深挖其科学内涵。杨院士指出中药的新药研究、现代化和产业化,都依赖于药理学、药代动力学、基础医学、化学和生物学等多学科的交叉和合作,单打独斗是远远不行的。中西医结合发展的关键也是如此,要遵循从实验室到临床,再从临床到实验室的反复论证途径,最终与企业和医院联合,进行开发和推广。

四、结语

杨院士认为,中医药具有"简便验廉"的特点,中医中药的发展,百姓急需,国家急需,中西医结合有必要、有成果、有远见。当今世界,发展中西医结合需要国家政策引领,关键在于学科交叉和团队合作。在"一带一

路"理念的指导下,我们还应借助国家以及区域间的合作,引进国际先进的理念和技术,让中医中药走向世界,共同推动中西医结合医学的发展,最终贡献于全人类。

（主审：杨宝峰，整理：樊亚东　郑纺　边育红）

第十二章
解读"中西医整合医学"：形上与形下结合，服务人类健康

——吴以岭院士

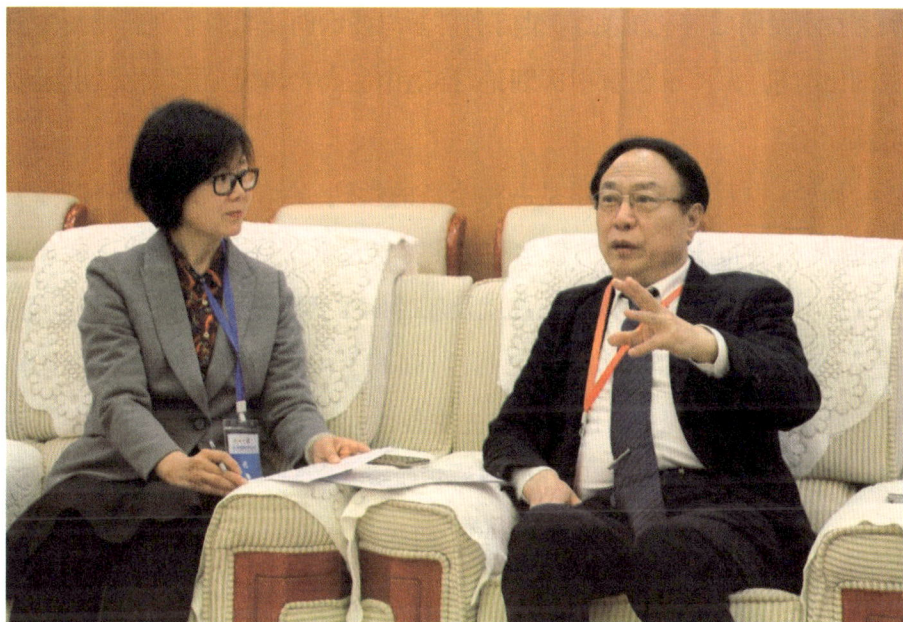

2019 年 4 月 29 日于西安访谈吴以岭院士

专家简介：吴以岭，中国工程院院士，中医络病学学科创立者和学科带头人，国家心血管病中心专家委员会副主任委员、国家中医心血管病临床医学研究中心学术委员会副主任委员、中国医学科学院学术咨询委员会学部委员、国家中医药管理局络病重点研究室主任、中华中医药学会络病分会主任委员；主编《络病学》《脉络论》《气络论》专著，其中《络病学》《脉络论》均获中华中医药学会学术著作一等奖；创立中医络病学新学科，

主编的新世纪全国高等中医药院校创新教材——《络病学》在 40 余家高等医学院校开课;建立国家中医药管理局络病重点研究室,作为首席科学家先后主持两项国家重点基础研究发展计划项目,承担包括国家高技术研究发展计划项目、"十一五"攻关、"十二五"攻关、国际科技合作计划项目在内的 40 余项国家级重大课题;致力于中医药研究成果转化,创立"理论 - 临床 - 新药"一体化发展模式,以络病理论为指导研制出 10 个国家专利新药;荣获国家科技进步奖一等奖 1 项、国家科技进步奖二等奖 4 项、国家技术发明二等奖 1 项、何梁何利科学与技术创新奖产业创新奖及多项省部级奖励,为传承创新中医理论、推动中医药产业化、国际化做出重要贡献。

摘要:中西医整合医学是一种全新的尝试,吴以岭院士(以下简称吴院士)从中医和西医各自的哲学和文化背景及学科特点、中华人民共和国成立后中西医结合取得的重大成就及新时期中西医整合难得的历史机遇,充分肯定了中西医整合的历史必然性;强调了树立大科学观、加强中医科学属性研究,是实现中西医整合的先决条件;结合自己的学术研究和临床感悟,建议以人才培养、临床疗效及科学研究为关键突破口,推动中西医整合事业的发展。最后,吴院士提出:中西医整合医学应当是形而上和形而下有机结合的研究,是解决人类疾病和健康问题的可期待新医学,是 21 世纪给世界医学希望的中国特色新医学。

访谈:在医学发展的历程中,19 世纪西医借助文艺复兴以来的技术进步,实现了快速发展,并逐渐成为世界的主流医学。然而,在生物医学模式下,西医将人体分解为组织、器官、细胞乃至分子水平,这种研究方式虽有其独特优势,但存在"只见疾病不见人"的倾向。

进入 21 世纪,世界医学的目光开始转向中医。中医学根植于中华哲学的文化土壤,具有形而上和形而下有机结合的独特优势。这种结合将抽象的哲学理念与具体的医疗实践相统一,为认识人体和疾病提供了全面而深刻的视角。它把形而上的系统思维与形而下的实证方法相结合，为中西医整合医学的发展提供了新的思路。

2019 年 4 月，吴院士接受了"中医与西医的整合"研究课题组的访谈，围绕中西医能否整合、如何整合以及如何发展等问题，提出了诸多建设性意见。中医学以系统思维为基础，在临床实践中采用辨证论治的方法。将中医药整体系统的思维与西医学的生理学、实验分析等优势相结合，例如在疾病诊断上，既运用中医的整体辨证，又结合西医的精准检测；在治疗方案制定时，综合考虑中医的调理方法和西医的针对性治疗手段。同时，进一步整合人文社会科学、环境气候等多学科知识，充分考虑患者的心理状态、社会环境以及自然气候对健康的影响。最终建立一种"以人为中心、以健康为中心"的整合医学模式，这不仅符合 21 世纪生命科学的发展趋势，也代表了我国乃至世界医学发展的未来方向。

一、借助现代系统论思维和科学技术，实现中西医整合、创造具有中国特色的新医学

1. 中医与西医的整合，符合科学发展的规律

中医学与西医学是产生于两种不同文化背景下的医学科学。中医形成于 2 000 多年前，是中国哲学和系统科学孕育下的医学科学，基于"形而上"的研究思路和方法，建立起以阴阳五行等哲学思维为指导的临床辨证论治体系，形成了具有整体观念和天人相应等特点的理论体系。西医学形成于人类第二次文化高峰期，特别是文艺复兴、工业革命以后，按照"形而下"的研究思路，以还原性科学方法，研究人的器官、组织、细胞、分子层次上的结构和功能的防病治病的科学体系。因此两种医学的根本差别，在于认识论的差别。吴院士提出，医学发展的规律是宏观和微观、形而上和形而下两个领域发展，然后再高度整合，这完全符合科学的发展规律。

2. 现代系统论思维和科学技术，提供了中医与西医整合的契机

吴院士指出，在百年时间里西医得到了迅速发展，成为世界的主流医学。近年来西医在微观领域的研究不断深入，很多现象在局部清晰了，却忽视了生命整体上的意义，导致我们的诊疗或者药物"治病不治人"，产生了诸多副作用。

中医从诞生以来就是开放的、与时俱进的学科，吸收和融合各领域最先进的文化理念和科学技术。然而目前中医的辨证论治依然是建立在原始的望闻问切收集资料的基础上，理化检查手段所获得的资料及微观的如病理镜下资料等并未纳入中医的辨证分析理论体系中，中医距离现代科技越来越远。吴院士指出，这种现象不符合中医开放的学科特点，也是当代中医发展所面临的重大问题。因此利用现代系统论思维，将西医微观领域的研究向整体和形而上的系统思维回归、把微观领域研究成果纳入中医理论体系、利用现代科学技术丰富中医"形而下"领域，使得中医和西医融合成一门新的医学体系——整合医学。

3. 中华人民共和国成立后中西医结合产生的巨大成就，证实中西医整合大有可为

吴院士表示，自中华人民共和国成立后，通过数十年的研究，中西医结合产生了很多重大的成果，比如阐明了血瘀证的病理生理学基础、科学解释了活血化瘀药物的作用机制、促进了许多创新药物的研发，使人们对血瘀证有了更深刻的认识；基于六腑以通为用的急腹症的研究，明晰了通里攻下类中药的作用机制、提高了临床疗效；再如伤寒肾虚证的研究，明确了肾阳虚的物质基础和生理病理机制、阐释了补肾药尤其是温补肾阳药的作用机制、基于客观指标确立了肾阳虚的临床诊断标准，具有重大的理论和临床意义。这些重大的科学成果，用事实说明中西医结合、中西医整合是医学科学发展的必由之路，也一定会造福于人类。

二、树立大科学观、加强中医学科学定位的研究,是中西医整合的先决条件

将哲学和近代科学一起纳入科学体系的观念即为大科学观。中医学首先是科学,是植根于中国传统哲学文化土壤中的医学科学,形而上的哲学指导思想决定其在整体思维方面具有优势。钱学森曾讲:"中医的现代化将带来整个医学的革命,而医学的革命将带来整个科学的革命。"作为大科学家,他是站在世界未来科学发展的高度,看到了蕴藏在中医学中的整体和系统思维对未来科学发展的引领作用,充分肯定了中医学的科学属性。中西医整合医学就是要把中医的系统思维和西医的精细分析方法,兼取两种医学之长进行整合优化,逐渐产生新的医学理论体系和临床诊疗体系。这种新医学,既高于中医又高于西医,代表着医学未来的发展方向,最终实现医学的终极目标,即服务于人类的健康。

三、找准中西医整合的突破口,全面促进中西医整合事业的发展

1. 以教育和人才培养为突破口,解决中西医整合的人才问题

中西医整合亟需专业的人才队伍,中医和中西医人才培养必须以临床为中心。吴院士表示,目前我国中医和中西医结合本科教育中中医特色教育体制还须进一步完善,例如在课程设置方面忽视中医经典学科,有的甚至把中医四部经典作为选修课,导致学生连《伤寒论》都不了解;再如部分从事基础研究的教师对临床不熟悉,导致授课与临床脱节。中医的教育必须以临床为中心,两千多年的历史对中医既是宝库也是挑战,因此必须在继承基础上结合临床实现创新。吴院士还提出,任何事业,人才是核心,吴院士建议按照中医的内在规律走中医教育之路,如树立以中医"三基"教育为核心的理念、以临床为核心的课程设置和师资配备、中医的师承教

育等等,培养合格的中医和中西医结合人才,保证中西医整合事业的向前推进。

2. 以临床疗效为突破口,实现中西医整合的应用性途径探索

临床疗效是检验医术的根本标准,也是架起中医和西医整合的桥梁。中医不乏临床确有疗效的方剂和治疗手段,然而由于缺乏现代科学所认可的证据,西医的不理解和不接受,在形而下层面中西医整合难以实现。结合几十年在心脑血管疾病领域的中西医整合临床应用性途径探索研究,吴院士建议主动邀请国内外知名医院的西医专家制定临床研究方案、并参与随机双盲多中心中医药临床研究。在临床研究中用中医药良好的临床疗效说服西医,并探讨出结合现代理化检查和微观领域数据、融入中医与西医各自优势的可行临床方案。吴院士进一步指出,目前中药新药研究中医特色不足、临床疗效评价标准忽视中医证候表现,可能会误导临床应用层面中西医整合的发展方向,因此需要加强以临床疗效为中心的、体现中医和西医核心特点的中药新药和临床疗效评价标准的研究,促进中西医整合的应用性途径探索的全面开展。

3. 以科学研究为突破口,提升中西医整合的理论水平

吴院士认为,科学研究是中西医整合发展的龙头,从中西医整合的角度,既要考虑中医的传承,也要考虑现代科学技术和生命科学的发展前沿,在学科的交叉处寻找中西医整合的突破口,从而产生新的理论;从临床出发推动研究,中医所有的问题源于临床,在临床实践中提升理论、产生创新;积极探讨理化检查和微观分析数据的规律性,通过科学研究使其在微观领域清晰起来,从而产生新的辨证论治理论来指导临床。吴院士提到要在络病学理论中充分探讨了"辨明理化数据",如对于冠脉造影提示的冠脉痉挛,应用息风解痉而非传统的活血化瘀、理气或者通阳,取得很好的疗效。吴院士认为,缺乏中医系统思维特色和脱离临床的、企图以分析或还原性的方法去验证中医的所谓科学研究,都是不可取的。

四、结语

吴院士无限感慨地谈到，世界上没有任何一种医学像中医药那样，在2 000多年前就建立了完整的理论体系和临床辨证体系，至今仍未被超越。深入探讨其中的奥妙，将对整合医学发展有重要的借鉴意义。吴院士引用《易经》中一段原文，做了很好的阐释："形而上者谓之道，形而下者谓之器，化而裁之谓之变；推而行之谓之通，举而措之天下之民谓之事业。"自古以来，中国始终奉行把形而上和形而下结合起来的研究思路，而且探讨解决问题的方法路径、重视推广应用、重视造福百姓。这也正是中医药的研究思路，中西医整合也应当是形而上和形而下有机结合的研究，最终要解决人类的疾病和健康问题。

最后，吴院士提到，中西医整合是一项大工程，只有学术出现重大突破，产生了重大的理论创新，才标志着一个学术高峰期的到来。中西医整合医学不会一蹴而就，需要很长的时间积累。令人欣慰的是，系统科学重新在世界范围内受到了重视，21世纪似乎看到了中西医整合新医学诞生的希望。

（主审：吴以岭，整理：张晓雨　芦晓庆　赵舒武　边育红）

第十三章
和而不同的中西医结合之路

—— 王琦院士

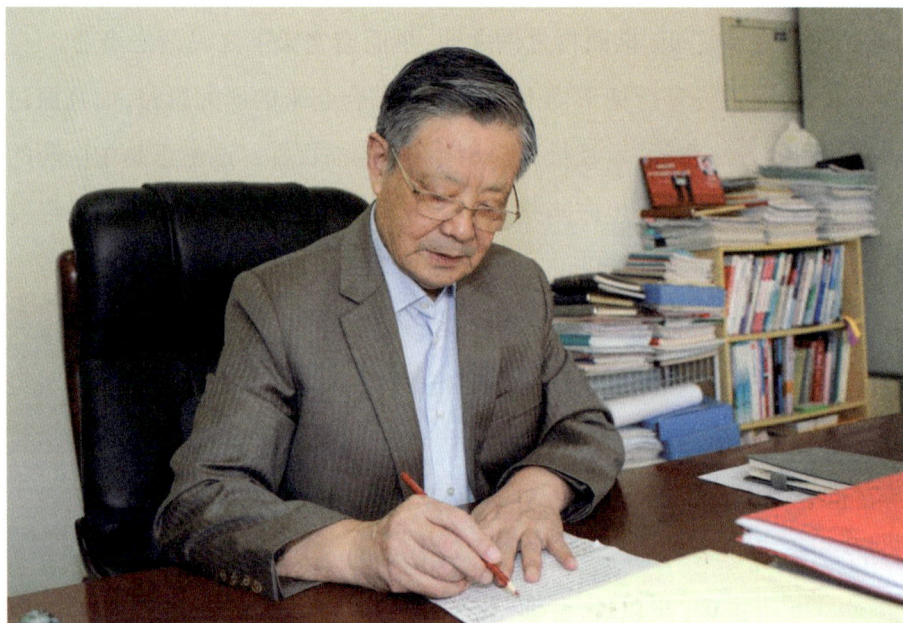

2021 年 5 月 13 日于北京访谈王琦院士

专家简介：王琦，江苏高邮人，中国工程院院士，现任北京中医药大学国家中医体质与治未病研究院院长、王琦书院院长。国医大师，国际欧亚科学院院士，第四届中央保健委员会会诊专家，国家重点基础研究发展计划首席科学家，国家中医药管理局重点学科中医体质学科带头人，国家中医药管理局中医体质辨识重点研究室主任，中国医学科学院学术咨询委员会学部委员，中国中医科学院学术咨询委员会学部委员，中华中医药学会中医体质分会主任委员，世界中医药学会联合会体质研究专业委员会会长，中国医疗保健国际交流促进会中医分会主任委员，获国务院政府特殊津贴。发现并证实中国人的九种体质,构建并完善中医体质学、中医男科学、中医脏象学、中医腹诊学、中医健康医学、中医未病学六大学术体系,开拓中医原创思维新领域。主持国家级科研项目18项,获得国家科技进步奖二等奖1项,省部级一等奖9项,二等奖7项,发明专利20项。主编专著67部,以第一或通信作者发表中文论文498篇。

摘要:中西医结合是我国医疗卫生事业的重要工作方针。王琦院士表示,中西医结合的本质是和而不同,在结合的过程中要辩证地看待病与证的关系,深入疾病内部寻找可以结合的关键因素,同时要建立中西医结合疗效评价标准,形成行之有效的诊疗方案,通过优势互补,形成我国独有的两种医学有机结合的医疗体系。

访谈:2021年5月13日,中国工程院重点咨询课题"建立基于'辩证论治、病证结合'的现代中西医结合诊疗模式研究"课题组对王琦院士进行了专访。王琦院士(以下简称王院士)在肯定中西医结合现状的同时提出了独到的见解。王院士表示:中西医结合的根本是基于中医,丰富中医,在此基础上守正创新,建立我国独有的中西医结合医学。

一、中西医结合需要构建理论体系

习近平总书记指出,坚持中西医并重,推动中医和西医相互补充、协调发展,是我国卫生与健康事业的显著优势。中西医并重是新时代卫生与健康工作方针之一。目前,我国中西医结合事业已取得辉煌的成就,王院士表示,中西医结合诊疗模式跳出了以往的思维框架,使疾病诊断和治疗水平大大提高,也促使我们看待疾病由单一线性向综合性转变。

关于中西医如何结合,医学界一直在积极探索,力求将中医与西医两种医学之长进行融合,以更优质的医疗服务救助更多患者。王院士表示,中西医结合不是单纯的中药与西药联用,而是要找到人体与疾病、疾病与证候内在的联系,要找到各自的优势病种以及适合中西医结合的治疗方案。任何科学的发展,都需要理论体系作支撑。从望闻问切、辨证施治,到内因治本、外因治标,中医药有自己独特的防治理念和诊疗规律。中西医结合实践离不开中西医结合理论体系的指导,需要明确中西医结合的内涵、外延、模式、方法等。在理论体系构建过程中,要处理好本体论、认识论、方法论三者的关系。王院士强调,中西医结合不是彼此同化,要避免出现"一言结合,特色消失"的状况。并强调:"不是所有的疾病都需要中西医结合,宜中则中,宜西则西,宜合则合,要根据临床的需求解决各自的问题,要以提高疗效为主要出发点。"病人的需求永远是第一位的,要根据病情需要来确定合适的治疗方案。王院士表示,中西医结合的本质是和而不同,结合过程中不能将中医西化,中西医结合的根本是基于中医,并丰富中医,在此基础上守正创新,建立我国独有的中西医结合医学。

二、中西医结合需要形成可复制的诊疗模式

王院士表示,中西医结合诊疗作为一种模式,要有其内涵和方法,模式是一种概念体系,是能够复制并且能推广应用的体系,如现代临床的病证结合就是一种尚待完善的模式,要从理论上,从生命认知、发病机制上进行结合。中西医结合就是要找到某种病和证的契合点。目前的中西医结合诊疗方法,千人千法,随机性太强,应在同一标准下,建立标准化的诊疗模式。

三、中西医结合需要辨病辨证相结合

中医学自古讲究辨证论治,证,是疾病某一阶段的病理概括,是中医学的方法学之一;西医学讲究辨病论治与还原论观点。目前中西医结合提倡辨证论治与辨病论治相结合,将疾病的全过程和各个阶段统一论治,形成更完善的诊疗体系。有学者认为中医不需要辨病,仅辨证就可以完整地认识疾病。对此,王院士表示,中西医结合是自然形成的诊疗需求,辨证论治

不是完善的诊治体系,辨病和辨证同样重要,比如呃逆病,中医病机是胃气上逆,而西医检查结果可能是由于垂体瘤或颈椎病引起。王院士强调,中医自古同样讲究"病"的概念,在《金匮要略》《外台秘要》《肘后备急方》里都有大量关于"病"的记载,所以中医的方法是综合的,并非只辨证而不辨病,应与西医结合,进一步加强辨病的诊断思路。同时,中西医临床协作要体现病证结合特色,破解"一证多病,一病多证"的难题,综合考虑并探索人体、疾病、证候的内在联系。

谈及辨证论治与精准医疗的关系,王院士表示,辨证论治是中医的方法学之一,中医用宏观与微观两种方法学认识、分析疾病。精准医疗是西医学提出的治疗理念。中医学的辨证论治与西医学提出的精准医疗理念不谋而合,同时证明了我国发展中西医结合高瞻远瞩的战略眼光。

四、中西医结合需要建立疗效评价标准

目前为止,中西医结合缺少广泛推广应用的疗效评价标准。王院士认为中西医结合的关键是看临床疗效,要筛选优势病种和建立评价方法,如果疗效并没有因为两者的结合而得到提升,这种结合就不具有先进性,也就难以发展。对于中西医结合的临床疗效,要深入研究在不同个体、不同病种、不同疾病阶段所表达的反应机制。评价中西医结合的临床疗效,要找到科学的衡量方法,在临床实践的基础上,形成中西医结合诊疗方案或专家共识,建立权威的疗效评价标准。王院士进一步指出,临床治疗时应注意个体体质差异,是疾病的背景和源头,分析疾病时不应只关注单一疾病症状,而应从体质的角度来分析疾病,即诊疗疾病时要抓住疾病的本源。

五、中西医结合面临新的挑战

中华人民共和国成立以来,中西医结合事业取得了令人瞩目的成就,如"血瘀证与活血化瘀研究"获得了国家科技进步奖一等奖;从中药砒霜

中开发三氧化二砷治疗急性粒细胞白血病的研究,取得了创新性的成果;吴咸中院士建立了中西医结合治疗急腹症的理论体系。王院士表示,将两种医学的优势结合起来,尤其在疾病防控方面,形成中国独有的特色医学,对整个医学界的贡献是极大的,将造福更多的患者。

中西医结合尚存在许多挑战,王院士表示,中医具有"一证多病,一病多证"的证候特点,而西医没有如此复杂的病证关系,所以两者结合时会发生理论上的碰撞。因此,病证结合不是单一的某个证或某个病,而是具有多样性、复杂性、不规范性的特点,我们需继续探索并梳理出有条理、有共性的规律。

中西医结合不是"两张皮",而是有机的结合,是中西医两者共存的结合、协调发展,是中西医两者相互依存、相互促进的结合形式。也就是说两种医学并列存在时,能够变成一个相互支撑和促进的新医学,同质化后,可能就没有了发展动力。坚持中西医并重,加强中西医结合,需要运用"和而不同"的大智慧,彼此深度理解、不断探索、不断求证,形成既高于中医又高于西医的新的理论体系。随着中西医并重、中西医结合不断推进,必将形成中国特色卫生健康发展模式,为全面推进健康中国建设和世界人民健康福祉做出更大贡献,守护好人民健康。

（主审：王琦,整理：徐欢　章明星）

第十四章
以文化为基，以疗效为本，推动中西医结合高质量发展

——国医大师张大宁教授

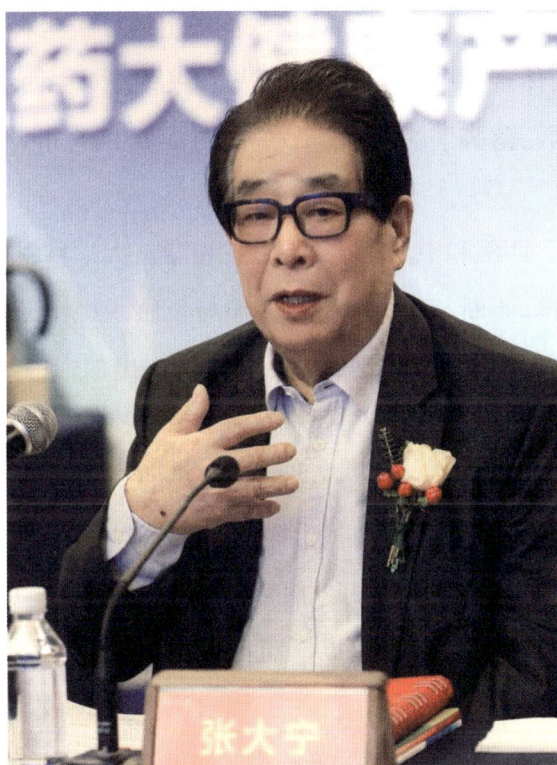

国医大师张大宁教授

专家简介：张大宁，教授，国医大师，中央文史馆馆员，国际欧亚科学院院士，中医肾病学奠基人，现任天津市中医药研究院名誉院长、中国中医药研究促进会会长、中华中医药学会肾病分会终身名誉主任委员。张教授作为中医肾病学的奠基人，编著了我国第一部《实用中医肾病学》和《中医

肾病学大辞典》,科学、详尽地规范了"中医肾病"的概念和范畴,以及临床常见病症的辨证论治规律,为中医肾病学的发展奠定了坚实的基础;他提出的"肾为人体生命之本""心-肾轴心系统学说"和"补肾活血法"理论已为中、西医学术界所公认。

摘要:本文阐述了张大宁教授对中西医结合学科发展的相关观点和经验。首先,中医与西医"术业有专攻",不够理解并认同中医的文化属性是制约中西医结合的关键因素。其次,临床疗效是中、西医各自关注的焦点,也是中西医结合的落脚点。最后,张教授提出的三维坐标诊疗模式取得了显著的疗效,体现了中西医结合的优势。张教授对中西医结合的思考,根植于文化差异,落脚于临床疗效,为中国中西医结合事业的发展指明了方向。

访谈:中医、西医和中西医结合是我国医学三大学科领域,明朝后期西洋医学传入我国,不断与中医学进行碰撞与会通,距今已三百多年。2016年10月,《"健康中国2030"规划纲要》印发,提出加强中西医结合;发展中医药健康服务,加快打造全产业链服务的跨国公司和国际知名的中国品牌,推动中医药走向世界。习近平总书记提出的"一带一路"倡议有力地促进了世界各国间的紧密合作,携手构建人类命运共同体的理念也将使得中、西医学碰撞出更多火花,更好地服务于全世界人民的健康事业。

2019年7月,张大宁教授(以下简称张教授)接受了"中医与西医的整合"研究课题组的访谈,提出了许多建设性意见。本文整理了张教授有关中西医结合的观点,从中医的双重属性、中西医结合的落脚点以及中西医结合的优势三方面进行介绍,以期为中国中西医结合事业的发展提供参考。

一、中医学具有独特的文化属性

中医学是一门建立在大量临床实践与经验积累基础上的学科,经过几千年的传承和发展，同时具有防病治病的医学属性和中华民族传统文化属性；相比之下，西医学则是在自然科学的基础上发展而来，其民族文化属性并未突显。"一方水土养一方人"，中、西医学产生于两片不同的土地，环境的不同造就了文化和医学的差异。张教授指出："在中国现阶段的医疗环境中，发展中西医结合事业，必须明确中、西医'术业有专攻'的前提。"在体认中、西医学差异性的基础上，我们可以看到为人民健康服务的共同目标以及聚焦人类身心的相同对象，使得二者的结合具备了广泛的基础，而制约中西医结合的关键因素在于西医是否能够了解并认同中医的中华传统文化属性。

张教授解析说："中医学作为一门学科，'学'字具有特殊的含义，构成'学'就是一门完整的学科。有了医药活动，不等同有了医学。有了中医药活动不等同于有了中医学。"何谓学科？《中华人民共和国国家标准——学科分类与代码》(GB/T 13745-2009)指出：学科是相对独立的知识体系。纵观中医学术发展史，中医学在形成阶段援引当时先进的哲学思想认识生命现象，构建了独特的理论体系，如孟子的"天人合一"思想即与《灵枢·邪客》"人与天地相应者也"相符。故中医学的形成是大量的临床经验积累和当时先进哲学思想相互作用、融合的结果。因此西医若对于中国传统文化不了解，就很难认同、学习和应用中医的理论及技术，文化的差异成为制约中西医结合的首要难题。

二、临床疗效是中西医结合的落脚点

张教授认为，中医与西医的出发点皆是防治疾病，因而中西医结合的落脚点是临床疗效。为了更好地服务于临床，中医医生需要掌握更多西医的知识和技术，西医医生也应该学习中医的理论和方法，使患者能够接受最有效的治疗。基于当前中国医疗的实际情况，张教授从中医的角度阐发了提高疗效才是中、西医学能够有效结合的必由之路。

1. 发展中医，疗效为要

中医学作为一种成熟完善的医学模式，不仅有助于国家卫生健康事业的发展，而且还能够有效带动众多相关产业的可持续发展，有利于国计民生。当前国家非常重视中医学的发展，但中医学的发展不能仅局限于形式，更应该注重提高疗效。张教授指出中医学是一条完整的产业链，既包含医学，又涉及药业、农业、工业、渔业、文化、旅游等多方面。"有效"是使这条经济文化产业链运作起来的引擎，应始终以临床疗效为核心，避免仅将中医作为文化符号，确保其医学属性在新时代的传承与发展。中医当前的根本问题是研究中医学理论中的文化，如精气学说、阴阳五行、子午流注等，以提高疗效为最终目的，才能有存在和发展的空间，才能走向世界，成为中华优秀传统文化靓丽的名片。

2. 直面困境，重塑自信

张教授认为制约中西医结合的第二个难题是中、西医的普及度、认同度差异较大。患者常用西医病名描述疾病，常根据西医指标的变化评价中医的疗效，反映出中医的普及度与认同度远低于西医的现实。针对上述问题，张教授指出："西医学虽然自近代以来取得了较大发展，但其对于生命的认知还在不断完善中。"例如，20世纪70年代西医发现心理因素对疾病的转归有明显的影响，单纯的生物医学模式不能够概括人体的生命活动，故提出了"生物-心理-社会"三位一体的综合医学模式。与之相比，有着几千年学术史的中医学很早就具备了较为完善的整体生命观，如形神一体、异法方宜、天人相应等理念均阐明了人体与心理、社会和自然的紧密联系，因此张教授提出了"生物-心理-社会-环境"四位一体的医学模式。张教授认为中医学蕴含着深厚的中华优秀传统文化，其整体观、辨证论治等核心思想与现代医学的整合，彰显了中国特色卫生与健康事业的发展方向。

3. 立足中医，兼擅西医

当前临床一线医生面对着诸多压力，如待遇问题、管理制度因素以及医学模式的转变等，临床疗效仍然是医学能够立足和发展的根本。张教授指出：较之张仲景、李时珍等古代名医，当前国家大力发展中医药事业，实行中西医并重的方针，鼓励中医西医相互学习，相互补充，协调发展，发挥各自优势，促进中西医结合。张教授引用中华人民共和国成立初期国医大师唐由之运用"金针拨障术"为毛泽东同志治疗白内障的事例，强调中、西医"博弈"形势须紧随时代的发展进行客观评价。彼时中医的"金针拨障术"代表了 20 世纪 60 年代中国治疗白内障的最高水平，然而现在西医 10 分钟内就可以完成白内障手术，用时少于金针拨障术，且痛苦较轻，效果更好。两种医学在治疗白内障的优劣一目了然，科技的不断进步对中医临床疗效提出了更高的要求。基于此，张教授提示中医临床医生：务必全面掌握中、西医知识与技术，面对一种疾病能提出多种治疗方法，在确保安全有效的基础上，根据患者病情的需要运用恰当的中医、西医或中西医结合疗法，使其接受最好的治疗，从而提升患者的认同度。

三、中西医结合构建三维诊疗优势

中西医结合通过"辨病"与"辨证"的协同，构建了多维度的诊疗模式，符合国家推动中西医优势互补的政策导向。张教授回顾历史，讲述了从事中西医结合事业的杰出人物及其著作，如方以智《物理小识》、唐容川《血证论》、张锡纯《医学衷中参西录》、吴咸中《中西医结合治疗急腹症》等。在前人基础上，张教授提出了三维坐标诊疗模式，有效整合了中、西医学的优势，取得了显著的临床疗效。

1. 中医优势，"证"为核心

早在《黄帝内经》中即体现出了中医辨病、审因、对症、辨证的四维辨治思想。张教授认为中医学诊疗的根本特点与优势是以"证"为核心。法随证立，方从法出，中医通过望、闻、问、切四诊搜集素材诊断得出"证"，如脾肾阳虚、肝肾阴虚等，针对"证"制定"法"，继而选择合适的调理手段，如方药、针灸、推拿等,从而达到施护、养生、延年益寿的目的。由此可见,中医的诊疗活动皆围绕"证"这个核心进行。

2. 西医优势,辨病精准

张教授指出西医对于疾病的认识较中医更为深入。他将中医辨证与西医辨病做了形象的比喻:正如观察一个人,西医从正面看比较直观清楚,而中医擅长从侧面分析人,将其分成若干类。中、西医从多个角度看待同一个人,更为全面立体。看正面是西医的"病",看侧面是中医的"证",在临床上可以结合。张教授以肾病为例进行说明。在临床分型方面,西医曾将慢性肾炎分为隐匿型、普通型、高血压型、混合型、急性发作型等;随着认识的不断深入,西医又提出了活体组织检查病理分型,如采用光镜、电镜、免疫组化等方式观察有无肾小球硬化萎缩、间质纤维化、血管狭窄、新月体等,从而得出如 IgA 肾病、膜性肾病等病理分型。即西医对于慢性肾脏疾病采用临床和病理的二维观测方法,如此可以找出一个交点,实现较为精准的辨病。

3. 三维定位,疗效显著

张教授指出:西医学的临床常规检查与病理诊断形成了认知疾病的二维交叉点,中西医结合在此基础上又增加了辨证,根据"证"参考"病",构建三维立体坐标,定位更精准,其临床使用价值更高。临证时,张教授广泛采取中、西医诊断方法,灵活使用中、西医治疗手段,运用三维坐标指导疾病的诊疗,取得了显著的效果。例如,张教授在治疗肾性血尿时将中西医进行了结合,提出不可仅根据"镜下血尿"的检验而偏用止血药,应根据病机辨证论治。

四、结语

张教授从文化和临床两个方面深入阐述了中西医结合的过去、现在和未来,探讨了基于不同地域文化形成的特色鲜明的诊断治疗方法。我们需要认识到中医学科具有医学和文化双重属性,明确对中医文化属性的理解和认同是中西医结合的关键。中西医结合让人类有了三维立体诊疗疾病的手段,有益于推动人类医学事业的进一步发展。医学工作者应秉持以疗效为中心的原则,去思考中西医结合的具体路径。中西医结合的发展与社会的稳定、政府的支持、代表性医家创新性成果等息息相关,在现代社会各界的共同努力下,中、西医学的结合必将开创建设有中国特色的卫生事业新局面。

（主审：张大宁,整理：赖年红　李雪纯　王蕾）

第十五章
中西医结合的理想是"1+1＞2"的巨大效应
——国医大师李佃贵教授

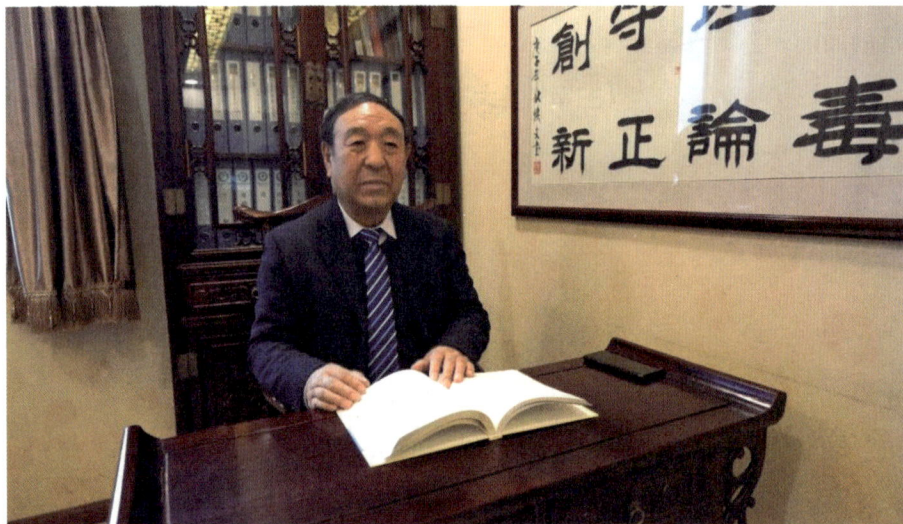

国医大师李佃贵教授

专家简介：李佃贵，张家口蔚县人，教授、主任医师，博士生导师，中医浊毒理论创始人，全国劳动模范，国医大师，全国首届中医药高校教学名师，全国中医药杰出贡献奖获得者，"庆祝中华人民共和国成立 70 周年"纪念章获得者，河北省科学技术协会会士，河北省首届十二大名中医，获国务院政府特殊津贴，原卫生部、科技部科技评审专家，教育部高校设置委员会评审专家，2017 年河北十大新闻人物，第三至六批全国老中医药专家学术经验继承工作指导老师，河北省管优秀专家，河北省突出贡献专家，河北省第六、七、八、十届政协委员，第八届人大代表，原河北医科大学党委副书记、副校长兼河北省中医院院长、河北省中医药研究院院长，现任河北省中医院名誉院长、河北省胃肠病研究所所长,从事中医临床工作 50 余年,尤其擅长脾胃病的治疗,首创的"中医浊毒理论"指导治疗多种疑难杂症,疗效显著。指导、发表科研论文 400 余篇,主编各类院校教材 10 余部,学术专著 40 余部,获批专利多项,获各类科技进步奖 30 余项。

摘要:中西医结合发展饱受争议和挫折,实践证明中西医结合是大势所趋、历史所向。在推进中西医结合过程中,前提是要明确各自的界限,中医应在合作中坚守自身特色,坚定文化自信,持续传承中医药的精华并推动其与时俱进地创新。中医与西医应当相互依存并深度融合,通过优势互补来充分实现中西医结合的理想效果,力求达到"整体大于部分之和"的"1+1＞2"协同增强效应,最终将这种整合医疗模式广泛推广,为全人类的健康福祉做出更大贡献。

访谈:2020 年 8 月 8 日,天津中医药大学中西医结合学院通过线上网络视频会议的形式召开"中西医结合诊疗模式研讨会",会议针对"中医与西医的整合"研究课题以及"建立基于'辨证论治、病证结合'的现代中西医结合诊疗模式研究"课题的相关问题进行了深入探讨。李佃贵教授(以下简称李教授)接受大会邀请,结合太极阴阳鱼图与自身临床实践,引领大家一同探讨中西医结合的发展途径与美好愿景。

一、中医药传承创新并举,中西医结合乃大势所趋

李教授回顾中西医结合历程,虽饱受争议、历经挫折,但实践有力证明,中西医结合是大势所趋。古代应对温病,中医依据典籍,按时令病症辨证,以化浊解毒为主灵活施治,四诊合参获取病情信息。临床上,中西医结合在多领域成果显著。癌症治疗中,西医手术等除瘤,中医调理减轻放化疗副作用。慢性疾病如糖尿病、高血压防治,西医控指标,中医改善体质防并发症。针灸等中医适宜技术与西医互补。这些都表明,中西医结合、中西药并用发挥出各自优势,是推动医学进步、保障民众健康的必由之路。

二、中西医结合前提是界限分明，中医要在结合中保持鲜明特色

青年毛泽东曾在《讲堂录》笔记中阐述对中西医的精辟见解："医道中西，各有所长。中言气脉，西言实验。然言气脉者，理太微妙，常人难识，故常失之虚。言实验者，专求质而气则离矣，故常失其本。则二者又各有所偏矣。"中西医汇通派创始人唐宗海在《中西汇通医经精义》中也说："中医长于气化，西医长于解剖。"中西医都经历历史考验，受多种因素影响，虽研究对象都是"人"，但又各有所长。李教授解释说：中医是看得病的人，着眼点是人；西医是看人得的病，着眼点是病。中医学哲学思维的理论基础是整体观，方法论是辨证论治，用药以多成分、多靶点、多作用途径为基本特征，侧重动植物原生药及其组方的使用。中医的治疗理念是调和，目的是使人体阴阳恢复动态平衡。以中、西医治疗肿瘤的理念为例，存在控、切、换和疏、补、泄的差异，西医控制、切除肿瘤、进行器官移植，损伤正常组织细胞，中医疏通经络气血，扶正气，泄浊毒，人瘤共存，两者各有利弊。

中、西医是两种不同的医学体系。中西医结合是中医人的历史责任和使命。李教授以太极图类比，强调中医必须保持鲜明特色，把握自身定位，在对立统一中以求发展和生生不息，才能在中西医结合中找到最佳点位和方向。切不可在结合的过程中迷失方向，丧失自信，更不能以中西医结合的名义消灭中医或者使中医沦为西医的附庸。没有界限和位置的、毫无原则和底线的中西医的杂乱结合，对两种医学来说都是历史的倒退。

中西医结合应当遵循中医药发展规律，"衷中参西，中体西用"继承创新保持中医药特色优势，运用现代科学技术，促进中医药理论和实践发展。李教授举例张锡纯所创石膏阿司匹林汤，"石膏之性，又最宜与西药阿司匹林并用，盖石膏清热之力虽大，而发表之力稍轻；阿司匹林味酸性凉，最

善达表,使内郁之热由表解散,与石膏相助为理,实有相得益彰之妙也"。张锡纯在中医药理论指导下,对阿司匹林的中药学性能和功效进行认识后,在中医治法和用药原则下与中药联合使用,并冠名为"汤",凸显其联合背后的中医学背景。当前,中西医结合的学术探索中,部分研究范式呈现出中医特色理论和核心思想的缺失引发了李教授的担忧。

三、中西医相互依存,结合途径是首尾相连,优势互补

太极图中黑白首尾相连相互依存,寓意物极必反,启示中西医结合的真正时机是自身在面对某一问题束手无策,而恰恰可能是对方优势所在,结合的途径是优势互补。中、西两种医学各自沿着自身轨迹发展,李教授举例鲁道夫·魏尔肖开创细胞病理学,从微观到超微观,由细胞到细胞器……西医不断解开疾病微观奥秘,却存在着"只见树木不见森林"的弊端,脱离机体整体调控的客观事实。随着巴普洛夫神经反射学说、塞里氏应激能学说和哈里斯的丘脑-垂体-内分泌学说的出现,西医学又从局部研究再次回到整体研究,由微观至宏观。同样,中医有识之士也在试图把宏观移向微观,如吴又可的"戾气说",王清任的"解剖学",唐宗海和张锡纯的"中西汇通学说"。纵观中、西医百年的各自发展,双方皆是在针对自身缺陷,相互借鉴,逐步纠偏、完善和发展。李教授论述慢性溃疡性结肠炎、癌前病变(慢性萎缩性胃炎伴肠上皮化生和异型增生)和恶性肿瘤的中西医治疗方法的优劣,阐述中西医结合优势互补的重要性。在慢性溃疡性结肠炎重度发作期,一般使用肾上腺皮质激素控制病情,此时加用中药清肠化湿保留灌肠,能直达病所,明显提高疗效、缩短病程。对于激素治疗效果不理想的患者,中西医结合干预尤为必要。在缓解期,患者以中医脾虚证为主,此期中医药的辨证施治可发挥改善症状和预防复发之所长。

西医对于癌前疾病或病变缺乏有效的早期干预方法和药物,多为定期复查,待满足手术(微创)等治疗指征后,方采取干预措施,治疗理念被动、

疗效欠佳。而中医在"治未病"思想和"辨证论治"方法指导下,及早干预病程,往往能够阻断疾病发展,取得满意的临床效果。李教授介绍说,根据"浊毒学说"使用"化浊解毒法"治疗慢性萎缩性胃炎,打破了萎缩性胃炎伴不典型增生癌前病变不可逆转的传统观点,其治愈率、有效率居国内领先水平。由李教授主持的"浊毒理论研究室"被国家中医药管理局批准为全国首家"国家中医药管理局慢性胃炎浊毒证重点研究室",成为中医中药治疗消化系统疾病的重要科研基地。此外在肿瘤化疗后,中药的及时干预,可减轻毒副反应,增强机体免疫功能,促进血液循环,消除潜在微小癌栓,降低肿瘤复发转移风险,有助于病患康复。目前在肿瘤等重大疾病不同阶段,中西医结合的治疗优势已为世界医学界所公认。

四、中西医结合的理想是"1+1>2"的巨大效应

原卫生部部长陈竺院士表示:中西医结合代表未来医学的发展方向。当前健康观念和医学模式都在发生深刻的变化。西医学逐步认识到未病先防、自我保健与环境协调统一的重要性,重视个体化诊疗,探索以人为中心的诊疗模式,而这与中医学的"天人合一""治未病""整体观"和"辨证施治"的理念不谋而合,中、西医发展理念在某些方面呈现出相似的趋向。如同太极图中鱼眼,中、西医在思维和价值取向上具有密切关联和汇聚融通的趋向,为两者的结合提供了最为关键的基础和动力,且蕴含变化融通之机。

李教授引用陈凯先院士对中西医结合3个层次的认识,即从医疗手段的综合运用,到理论结合形成新医学和新药学,直至在哲学层面完成融合,最终形成一个崭新的医学体系。两种思维方式的有机结合,才能形成一个含有中医、西医骨血,而又全新的自我,对全人类的健康发挥重要作用,绝不是中医和西医的简单叠加,中西医结合的理想是"1+1>2"的巨大效应。李教授在治疗溃疡性结肠炎的临床实践中,坚持宏观辨病与微观辨证结

合,将患者中医四诊信息结合肠镜所见病理特征进行综合判断,辨证施治,形成中西医结合分期诊疗特色。李教授表示控制急性期病情进展西医治疗起主导作用,中医以"浊毒"理论为指导,分期论治,有效解决西药治疗面临的诸如药物依赖性高、复发率高、不良反应多等困境。中西医结合治疗旨在达到增效减毒,标本同治的目的。

五、结语

李教授在分析当前与未来中医药发展脉络时,特别强调了对中医药智慧及实践精华的深度传承与系统挖掘,同时主张在此扎实基础上积极推进理论体系和临床实践的守正创新。他坚信,中西医结合不仅在理论上具有广阔无垠的发展空间,在实际应用上也已逐步展现出其在时代医疗发展趋势下的必然性。

李教授进一步阐述,中西医结合并不是简单地将两者机械叠加或盲目替代,而是在清晰界定各自学科边界的前提下,中医要坚守自身深厚的文化底蕴与核心诊疗理念,保持鲜明特色和文化自信。与此同时,积极借鉴现代先进的科学技术和精准治疗方法,通过优势互补实现更高层次的整合。这种结合旨在实现"1+1＞2"的协同效应,创造出远远超过二者独立作用之和的医疗效果。进而推广这一中西医结合的新型医学模式至全球范围,致力于为全人类健康事业的进步做出更加深远且实质性的贡献。

（主审:李佃贵,整理:樊亚东　刘建卫　刘小发）

下篇

对话专家

第一章
谈中西医结合发展

——郭姣教授

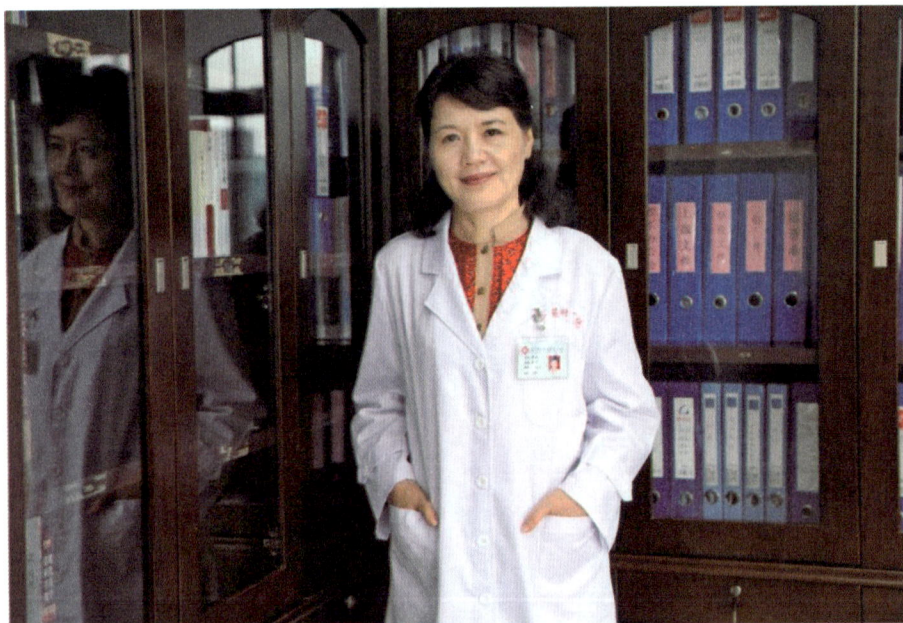

广东药科大学郭姣教授

专家简介：郭姣，国家中医药领军人才岐黄工程首席科学家，全国老中医药专家学术经验继承工作指导老师。任中国中西医结合学会副会长、世界中医药学会联合会代谢病专业委员会会长、教育部高等学校中西医结合类专业教学指导委员会副主任委员、糖脂代谢病教育部重点实验室主任、国家中医药管理局高脂血症"调肝降脂"重点研究室主任、粤港澳医药产业协同创新联盟理事长、中国科学技术协会委员、全国三八红旗手、第十三届全国人大代表。郭姣教授聚焦中西医结合防治糖脂代谢性疾病30余年，突破了糖脂代谢性疾病多单病种分科诊疗、综合疗效不佳的瓶颈，创新性提出"糖脂代谢病(瘅浊)"新理念,整体认识和一体化防控糖脂代谢性疾病,创立综合诊疗新模式,制定发布了国际首个"糖脂代谢病(瘅浊)中西医结合诊疗技术规范",研发系列创新中药并转化应用,显著提高临床疗效。郭姣教授为国家重点研发计划首席科学家,主持重大新药创制国家科技重大专项、国家自然科学基金重点项目等20余项;发表论文200余篇;主编《中西医结合内科学》《中医药学概论》《健康管理学》等全国规划教材和专著11部;获发明专利、著作权授权42项(欧美2项)。作为第一完成人获国家科技进步奖二等奖1项、中国专利优秀奖1项、省部一等奖5项。获国家卫生计生突出贡献中青年专家、全国优秀科技工作者、全国创新争先奖、吴阶平医药创新奖、何梁何利科学与技术创新奖产业创新奖等荣誉。

摘要:中西医结合诊疗模式是新时期我国医学发展的必然方向,也是推进"健康中国"、提升各级医疗服务水平的重要方法。郭姣教授(以下简称郭教授)表示,中西医结合医学在发展历程中,已取得多项重要成果,但尚未建立健全完整的诊疗模式与医学体系,仍须在中医哲学思想与现代科学技术方法结合的道路上逐步完善。

访谈:中西医结合医学是我国特有的医学模式,是将中医学和西医学的治疗优势相结合,从而达到更好治疗效果的新型诊疗与研究方法。中西医结合医学经历了几代中医人的探索创新、不懈研究,取得了诸多研究成果,在临床上应用日渐广泛,逐渐为广大人民群众所认可和接受。但目前中西医结合医学仍然存在许多不足,在基础医学研究与临床医学发展中面临着一些困难,中西医结合医学仍存在巨大发展空间。

2019年4月28日,由中国医师协会和中国医师协会整合医学分会主办的中国整合医学大会于西安曲江正式召开,大会以"贵在整合、难在整合、赢在整合"为主题。在此期间课题组专访郭教授,探寻新时期中西医结合诊疗模式发展的新思路。

一、等闲识得东风面，万紫千红总是春——中西医结合诊疗模式现状

随着现代医学的进步与飞速发展，中医学越来越广泛地借助于现代的研究方法加以革新，并将其研究成果应用于多种疾病的临床治疗。在谈及中西医结合诊疗模式现状时，郭教授肯定了中华人民共和国成立以来中西医结合医学研究取得的重大成果。首先，在多种严重危害公共卫生安全的传染性疾病，如严重急性呼吸综合征、流行性脑脊髓炎的防控与治疗中，中西医结合医学模式发挥了重要作用。其次，中医药可用于西医普遍认为的难治性疾病中，如哈尔滨医科大学研究发现急性粒细胞型白血病除了使用传统放化疗药物以外，还可适量使用中药砒霜提取物三氧化二砷进行治疗，目前已在基础研究和临床实践中证实有效。除此之外，在中西医结合医学研究中涌现出诸多领军人物，如屠呦呦教授团队研究发现青蒿乙醚提取物具有高抗疟功效，通过中医药现代化方法使疟疾的防治向前迈进一大步；张伯礼院士积极推动中医药现代化，并使用中西医结合治疗心血管疾病，取得了巨大临床与科研成果；吴咸中院士以中医"通里攻下法"治疗急腹症，并辨证论治创立了急腹症不同时期的"治疗八法"；陈香美院士建立了"IgA 肾病中西医结合诊疗新方案"。依据中西医结合医学现状，可以总结为中西医结合诊疗模式正在积极推进、逐步发展并不断完善。

郭教授在肯定中西医结合诊疗模式取得多项重大研究成果的同时，指出其仍存在亟待解决的问题，首要问题即为中西医结合诊疗模式尚未形成完善的医学体系，并且在相关疾病诊疗中没有完全形成共识，进而引发中西医两种医学模式不能很好地兼容并蓄，在疾病的诊断与治疗中存在一定分歧。目前临床常见的中西医结合模式为"西医诊断 - 中医治疗""中医诊断 - 西医治疗"等，这种诊疗模式虽然部分体现了中西医结合思路，但仍未将两种不同的医学思想兼收并蓄，推陈出新，这个问题需要在今后的临

床与研究工作中继续解决,促进中西医结合诊疗模式完善化、健全化。

二、纸上得来终觉浅,绝知此事要躬行——探索中西医结合新模式

中西医结合诊疗模式经历了几十年的发展历程,目前已成为社区基层医院基本治疗方案,同时上升为一门新学科、新医学模式。在探讨"怎样的中西医结合模式能够满足人民健康需求"时,郭教授以自己研究方向"糖脂代谢性疾病(瘅浊)"为例,详细解读了中西医结合的可行模式——中医哲学思想与西医学诊断模式相结合。

糖脂代谢疾病的发病机制、临床表现、病理改变、诊疗思路均有相似之处,其发病机制大多为内分泌代谢异常、胰岛素抵抗、氧化应激异常、肠道菌群失调等,临床表现也同有血脂异常、血糖异常、血压异常、肥胖、神经血管病变等,而目前临床大多依据其某一临床表现收治入不同科室进行治疗,不能达到整体调治的目的。糖脂代谢病(瘅浊)对于治疗代谢相关疾病进行创新,运用中医整体观念分析代谢性疾病,如糖尿病、高脂血症、高血压、冠状动脉粥样硬化等一系列疾病。除中医整体观念外,结合西医学基础下表观遗传学、代谢组学、肠道菌群等,研究中西医结合疾病发病机制、防控策略、治疗靶点、治疗机制等,形成中西医结合辨证体系。

郭教授同时以糖脂代谢病(瘅浊)为例回答了"在辨病角度中西医在思维模式上的差异及各自特点"这一问题。郭教授认为,"瘅浊"来源于中医经典古籍"脾瘅、消瘅等"概念,可将其概括为"脾湿口甜"之征等;糖脂代谢异常则可总结为"浊",即为中医中湿、热、痰、浊等,对应西医学中血糖血脂过高、血管斑块、内皮损伤、炎症等病理现象。糖脂代谢病(瘅浊)可分为三期,第一期为高脂血症/高血糖,并未出现器官、血管损伤,这一时期多为肝郁脾虚证;第二期为微血管损伤,多为脾胃湿盛之证;第三期为神经/大血管损伤,疾病发展到此阶段多出现气阴两虚、阴虚毒炽之证。

糖脂代谢病(瘅浊)的提出及辨证论治是中西医结合诊疗模式的有效实践,反映中医哲学思想和西医学诊断方法的有机结合。除了中西医结合治疗糖脂代谢病外,我们可以以此为示范,使中西医结合发挥自身优势,形成中西医防控一系列重大疾病共识/指南、形成新的中国医学体系。

三、问渠那得清如许,为有源头活水来——发展中西医结合诊疗新方向

近年来,随着国家日渐加强中西医结合医学建设、重视中西医结合相关人才培养、完善中西医结合医学相关政策与法规,中西医结合诊疗模式逐渐走上快速发展期,但在高速发展的同时,诸多问题也逐渐暴露。在回答"新时期下中西医结合诊疗模式的瓶颈问题与解决方案"这一问题时,郭教授表示,中西医结合诊疗模式目前主要存在三个瓶颈:一是由于中医、西医两个医学理论分别在各自相对独立的医学维度上发展,中西医互相不够深入了解,从而造成中西医结合的障碍。郭教授表示,中西医结合是一个更高的境界,只有对西医学体系和中医理论体系都有非常深刻的了解,才能将它们融为一体。二是中西医结合医学权威专业的领军人才、骨干人才、主体队伍的培养力度不足。三是中西医结合临床科研平台不能够满足发展需求。

对于所面临的这些问题,郭教授也提出相关针对性对策。一是建议中西医相互学习,以相通来相互弥补。学习途径主要包括人才培养、短期培训、政策支持、执业就业多个方面。二是加强培养中西医结合长学制的医学生,以新生血液促进中西医结合未来的发展,同时促进国家新医学体系建设。三是建议在国家和学校层面为中西医结合提供更大的研究发展平台,形成体系化的中西医结合的临床实践,进而形成完整的医学理论体系,同时逐步推进重大疾病、预防医学、保健医学的研究。

在提及"中西医临床与基础研究如何结合"时,郭教授表示,在研究

中应以临床研究为立足点,通过基础研究辐射于临床,促进二者共同发展。从基础出发,由理论创新指导临床治疗;从临床出发,由基础研究解决临床问题,有效提高临床疗效。

四、结语

在党和国家确立"十三五"健康中国战略的大背景下,中西医结合诊疗模式是实现健康中国建设目标、推动全民健康发展的必然趋势。郭教授积极推进中西医结合发展,提高广大人民群众的健康水平,为中西医融合创新作出了卓越贡献。

（主审:郭姣,整理:原茵　郑纺）

第二章
谈中西医结合：打破"所知障"，实现多学科碰撞

——贾立军教授

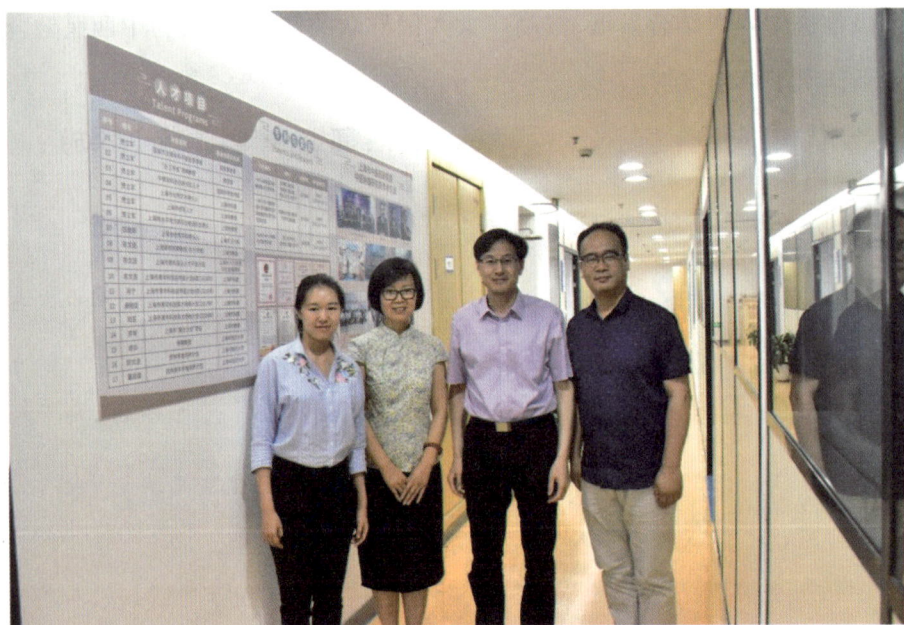

2019年8月1日于上海访谈贾立军教授

专家简介：贾立军，上海中医药大学附属龙华医院研究员，上海市中医药研究院中医肿瘤研究所所长，上海中医药大学首席教授；国家杰出青年科学基金获得者，"长江学者奖励计划"特聘教授，中青年科技创新领军人才；上海市优秀学术带头人，上海市领军人才，上海高水平地方高校重点创新团队负责人。贾立军研究员长期从事"新型抗癌分子靶标发现与药物筛选"等中西医结合整合肿瘤学方面的研究工作。获邀担任 Signal

Transduction and Targeted Therapy 等多个学术期刊编委，参编英文专著 4 部。主持国家自然科学基金委杰出青年科学基金、国家重大科学研究计划（课题负责人）和国家自然科学基金重点国际（地区）合作研究项目等科研项目 15 项。获邀担任国家自然科学基金委员会医学科学领域学科评审组专家、中国抗癌协会整合肿瘤学专委会副主任委员、中国抗癌协会肿瘤微环境专委会常务委员、中国中西医结合学会肿瘤专委会常务委员、上海医师协会整合医学分会副会长等。

摘要：中西医结合医学是基于中医学和西医学相互交融，充分发挥各自的优势，取长补短，所谓青出于蓝胜于蓝，能更好地服务于人民健康事业。中西医结合医学的发展往往受困于人们思维模式，贾立军教授（以下简称贾教授）结合自己的研究领域，就促进中西医结合医学发展提出自己的思考：其一是从思维观念上跳脱"所知障"、主动"求新""求变"，对中西医结合发展至关重要；其二是从具体路径上，提出加强跨学科复合型人才的培养，利于多学科融合碰撞，是促进中西医结合发展的有效手段。

访谈：中西医并重发展是我国新时期卫生工作的战略重点之一。中西医结合是中国特色的医学，取得了显著成绩，中西医结合为提高治愈率、降低死亡率做出了重要贡献。新时期如何更好推动中西医结合医学发展？张伯礼院士负责的中国工程院重点咨询课题"建立基于'辨证论治、病证结合'的现代中西医结合诊疗模式研究"，为中西医结合医学未来的发展谋篇布局。课题开展中，课题组访谈了贾教授，贾教授结合自身的研究工作，提出培养复合型人才、打破"所知障"、多学科交叉碰撞，是实现中西医结合的重要手段和途径。

一、青出于蓝，中西医结合医学能更好地为人民健康服务

中医和西医，都是在各自哲学思想和思维体系指导下，基于东西方文化、科技背景，建立起的人体医学实践体系。中医和西医在看待人体的健

康和疾病方面角度不同,应用治疗疾病的方法和手段不同,对健康、疾病和诊疗的评价标准也各有不同。中医注重把人体作为有机整体,习惯从宏观角度关注机体各部分的相互联系和相互影响;西医偏重从微观看问题,采用分析法、将人体视为器官、组织、细胞甚至分子等各零件的组合。因此中医胜在宏观准确性,西医强于微观精确性。贾教授特别强调,中医和西医存在认识论、方法论的不同,但二者不存在高下之分,更谈不上究竟哪种医学更正确的问题。正如万事万物都讲求和而不同,中西医结合医学就是基于中医学和西医学,充分发挥各自的优势,取长补短,相互交融;所谓青出于蓝胜于蓝,只要对治疗疾病有利,就是好的医学,就能更好地为人民健康服务。

二、打破"所知障"、主动"求新""求变",对中西医结合发展至关重要

1. 从思维观念上跳脱"所知障",是促进中西医结合发展的前提

贾教授表示,人的思维很容易被自己的教育背景、思维模式、既有技术以及所知理论等所局限,即"所知障"现象。这些认知很容易无形中把人们的思想束缚住,如果一直处在"所知障"中,不主动打碎自己、选择跳出来,就无法真正地打破这一障碍。事实上,学术界对制约中西医结合医学发展的诸多因素,已经有比较清楚的认识,但想真正打破这些障碍,其实很难。贾立军教授进一步强调,从思想源头上、思维观念上跳脱"所知障",对中西医结合发展至关重要。而想要跳出"所知障"就必须树立一个观念:没有什么是绝对正确的,更没有哪个是绝对错误的。例如中医学代代传承、从古至今为中华民族的繁衍和健康做出了巨大贡献,而恰恰因为它虽产生于没有完备科学体系的古代,却能在实践中生生不息传承至今,反而在一定程度上成为某些中医人排斥西医、拒绝现代科研等的借口。其实,我们应该从现代科学角度诠释中医,发展中医。任何盲目排斥西医、排

斥科学的做法，以及拒绝用外界可以接受的科学体系来诠释中医的行为，都会严重阻碍中西医结合的发展。

2. 主动"求新""求变"，才能促进中西医结合的发展

当今我们正处于经济繁荣、文化昌明、科技迅猛发展的时代，尤其不能抱着固守的态度。任何事情都不可能一成不变，随着医学观念、科研技术、临床手段等发展，医学必然会不断变化进步。贾教授提出，面对这种情况，必须抱着一种主动"求新""求变"的态度，我们的学科才能得以继承并有进一步发展。若一味固守，我们的中医或将因此变为地下暗河，消失于历史长河之中。任何学科的发展必然是曲折的，在"求新""求变"的过程中必然会遭遇诸多的不确定，我们要有充分认识，并且理性接受。

例如，现代实验方法通常习惯于从某些复方中药里提取出特定成分并明确其药理作用靶点，但这种研究发现和研究思路并不适用于所有中药的研发，更是在一些复方中药研究上遇到了瓶颈，因此便引发了某种极端的观点与声音："用现代科研标准评价中药不合理。"贾教授认为，上述观点显然是不合时宜的，我们要接受双方相向而行，应"和而不同"，大胆探索；或许有些中药有效成分寻找具体靶点这条路走不通，但不能就此而否定我们做这件事的意义。任何研究思路与手段都有时代阶段性、有各自的必要性，也有其历史局限性，事后可以不断总结反思，但是不能因此自我否定，否则将故步自封，将为时代所抛弃。

贾教授进一步谈到，任何事物发展到一定程度可能都会显现出其自身的弊端，若能及早发现并解决，对事物本身的发展便是有促进作用的，反之若采取固守或回避态度则对事物发展起到阻碍作用。因此，在中西医结合发展道路上，应正确应对，主动"求新""求变"，面对探索中遭遇的挫折，应坦然接受，不断调整，但绝不应抱缺守残，拒绝改变。中医阴阳理论中"阴极生阳、阳极生阴"便做了很好的诠释，事物的发展大多是螺旋式前进，必然在某些时候遭遇低谷，但这不应该成为我们气馁的理由。现如今，

党中央高度重视和扶持中医发展,大力倡导中西医结合,共同保障人类健康。我们要抓住社会对中医认知上升的历史性机遇,从思想上主动跳脱"所知障"、树立"求新""求变"的创新意识,为中西医结合医学谋求新的发展之路。

三、多学科融合碰撞,是促进中西医结合发展的有效手段

1. 跨学科培养复合型人才,解决中西医结合人才缺乏之困

贾教授谈到,跨学科人才培养是解决中西医结合人才之困的有效途径,具体包括以下几方面。

首先,从源头上重视中医等古典文化的学习与熏染,对道家、儒家等传统文化都应该有深入了解。建议在中小学生的文化课中便开始加入基本的中医常识,使孩子从小便可以做到思维养成。一个人观念的养成根源在于接受的教育,包括社会教育、学校教育、家庭教育等,这需要一个长期过程。目前国家在这方面也高度重视,在近期国务院下发的关于弘扬复兴优秀传统文化文件中就涉及了基地建设、人才培养等具体举措。

其次,贾教授根据自身西医教育背景,对中医接触并感兴趣的经历提到,在西医为主的高等医学院校中应适当开设与延长中医课程的课时,拓展课程的多样性;而在高等中医院校中应增强西医理论的学习和医学研究与实践。

再次,贾教授建议在不同高校、不同西医或中医学者间建立起高层次沟通的桥梁、提供学术交流和多学科碰撞的平台,培养中西医结合高层次人才。贾教授以汤钊猷院士为例,认为汤院士作为非常认可中医的西医大家,有高度又有实践,在拜读汤院士的著作时看到他在治疗哮喘、炎症、肿瘤等疾病方面都有自己独到的中西医结合感悟,非常敬佩。最后,贾教授就如何在临床工作者中培养中西医结合人才提出,针对优秀中医临床医师,研究所开展了旨在培养现代科研思维的高水平学术交流计划,启动这

个计划的目标是培养一批有现代科研思维的中医大师和有中医思维的科学家。期待这些中西医复合型人才能真正运用现代科研手段解决中医的问题，同时保留中医思维，实现两者深度结合。

2. 多学科碰撞，全面提升中西医结合科研创新能力

贾教授结合自己多年的科学研究工作，谈及多学科碰撞对他开展中西医结合科研工作的启发。贾教授和他的团队首先发现节食、禁食在西方研究很热，同时在医疗实践中"管住嘴，迈开腿"也能有效预防代谢相关疾病，如肥胖、糖尿病等。在产生了为什么节食会产生抗衰老的效果、为什么节食会降低肿瘤发生率、节食的机制究竟是什么的困惑后，贾教授团队开始系统梳理相关文献，发现节食与中医养生方面的"辟谷"有相关性。进而，为了揭示辟谷时人体会产生什么变化，贾教授团队开展了相关临床试验。课题实施完全以现代医学体系为依托，进行严格的 24 小时医护，进行血常规、尿常规、肝肾功能、免疫状态评估、代谢组学分析和肠道微生态检测等。贾教授及团队经过系统全面分析，揭示了辟谷后人体变化科学规律，阐明了"辟谷"防治相关疾病的一些关键机制。课题组后续基于相关系列研究，积极探索针对不同适应人群的辟谷方案，对防治相关疾病大有裨益。贾教授强调以上述课题为例，从选题到课题设计，再到课题实施及最后实验结果的分析、实验成果的应用，这都是在中西医结合与多学科交叉碰撞过程中开展与完成的。

除此之外，贾教授研究团队还长期从事中医情志致病机制及潜在干预策略的研究工作。中医的情志致病学说是众所周知的，但其病理机制和潜在干预策略很少真正应用于中医临床实践，至于系统全面的研究工作更是凤毛麟角。通过查阅文献，发现西医中的正念冥想等情志调节手段，目前在国际上具有很高的接受度，也有相应的专著和协会。大量科学研究发现，冥想可以整合调控神经、内分泌和免疫等网络，改善人体身心健康。比如，冥想直接影响大脑可塑性、下调压力激素水平、激活抗氧化系统、降低炎症指标等。这些客观的研究成果给予了贾教授团队很好的借鉴,随后该团队将其引入中医,并将其作为情志干预的手段。随后基于文献报道,结合小鼠束缚压力应激模型等开展了研究,实验结果发现压力应激可促进肿瘤发生发展,这验证了中医情志致病学说,随后贾教授团队将进一步通过肠道微生态检测、代谢组学分析等多组学技术手段探究其致病机制。目前在人群的干预上,课题组也在探索应用冥想等干预手段,开展临床研究。贾教授指出,举上述的例子是提示在研究中要充分借鉴现代医学最新成果,并把他们有机整合进来,无论西学中、中学西还是中西医结合,都需要学科之间的交叉碰撞。专注某领域精深研究在科研领域无可厚非,但随着井越挖越深,井水汩汩而出,此时在一定程度上思想也会受到束缚,因此拓展和启发思路就需要多学科交叉和碰撞来实现。

四、结语

采访结束之前,贾教授谈到,自己是西医教育背景,研究思路习惯于从西医角度出发,一直在思考怎样找到与中医的契合点。进入工作岗位之初,了解到了"扶正治癌"学术思想,就进一步地本着身心并重和防治结合的原则,提出了坚持中西医并重、构建整合扶正防癌治癌的学术思想与研究体系。贾教授语重心长地说,总结这些年的研究经历,无论从学术思想的传承创新,还是复合型人才的培养乃至具体研究课题的布局开展,要做到中西医结合,最重要的就是要打破舒适区、冲破"所知障"、主动"求新""求变",传承精华,守正创新。

(主审:贾立军,整理:李知然　郝征　赵舒武)

第三章
从天人相应、脏器相关、自稳态调节,寻找中西医理论的共同点

——杨永清教授

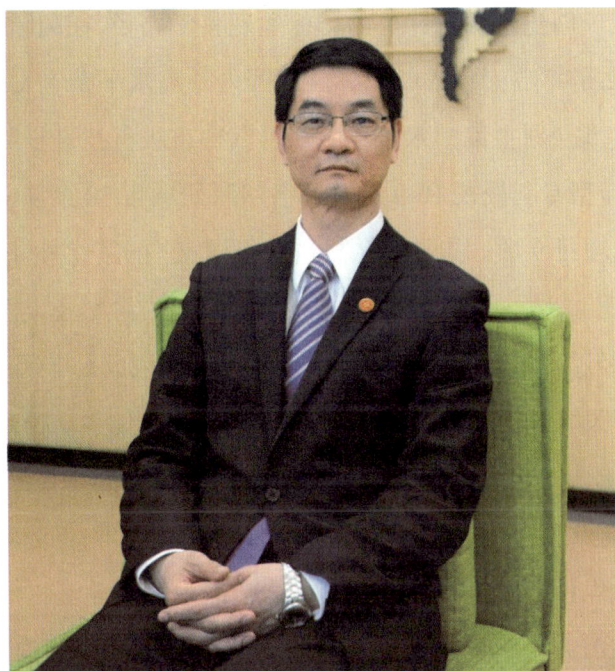

上海中医药大学杨永清教授

专家简介:杨永清,医学博士,教授,博士生导师,上海中医药大学原副校长,教育部省部共建上海中医药慢性病防治与健康服务协同创新中心主任,国家中医药管理局中医药科研实验室(三级)分子生物学(针灸)实验室主任,上海中医药大学方证信息研究中心主任、学位评定委员会副主席,针灸中药效应研究联合实验室主任,针刺靶标发现国际联合实验

室主任,中国针灸学会第六届理事会理事、实验针灸分会主任委员,上海市针灸学会常务理事、实验针灸专业委员会主任委员,全国针灸学会标准化技术委员会委员。任 *World Journal of Acupuncture-Moxibustion* 以及《中国针灸》《上海针灸杂志》编委会委员。主要从事针刺抗哮喘临床与基础研究、针灸效应物质基础研究。基于"三穴五针法"针刺防治哮喘临床有效性,利用功能基因组学、蛋白质组学、生物信息学等理论与技术,建立从响应基因、应答蛋白到蛋白质相互作用的针灸效应物质基础研究新领域。创建了源自针灸的靶标发现科学路径,在国际上首次发现Transgelin-2 是哮喘治疗的新靶标。在国内外高水平杂志发表学术论文100 余篇,主编 / 副主编学术著作 6 部。获得市级科技进步奖 3 项,国家发明、实用新型专利授权 10 项。主持各级科研项目 30 余项,其中国家自然科学基金项目 9 项。指导团队成员获得国家"国家优秀青年科学基金获得者"称号。

摘要:经过多年的发展,中西医结合医学的实践成果丰硕,我们应当继续坚持中西医结合发展道路、完善中西医结合理论体系。杨永清教授(以下简称杨教授)认为天人相应、脏器相关、自稳态调节是中西医理论的共同点,并将共同点作为切入点,从理论入手结合两种医学,优势互补,从而为人类的健康做出贡献。

访谈:2019 年 8 月 3 日,天津中医药大学广邀多位国内中西医结合领域著名专家和学者,共话中西医结合的发展现状,挖掘掣肘建立现代中西医结合诊疗模式的瓶颈问题,探讨促进中西医结合高质量发展的有效途径。杨教授受邀参加了本次高端研讨会。在会议中他认为:天人相应、脏器相关、自稳态调节是中西医理论的共同点。

一、中西医结合是必要的

西医在明清时期进入中国,经过多年的发展与拥有千年历史的中医形成了竞争,甚至在一段特定的历史时期,中医有被取缔的风险。为了纠正这一错误并且进一步推动中医药的发展,毛泽东同志在 1956 年提出"把中医中药的知识和西医西药的知识结合起来,创造中国统一的新医学新药学",指出中西医结合是未来医学的发展方向。经过中华人民共和国成立后多年的发展,中西医结合各项工作得到了长足发展,尤其是临床实践成果显著。新时代对中西医结合医学的发展提出了新的要求,我们应以高度的历史使命感和时代责任感,扎实工作,开拓创新,持之以恒地繁荣发展我国中西医结合事业。杨教授认为现在之所以需要多种医学模式同时研究、共同发展,是因为中医或西医,甚至更多的医学对疾病的认识尚不十分清楚。而中西医结合医学应当从理论入手结合两种医学,对同一个病人用一种理论方法认识和治疗,以期用最好的方法,最简单的付出,让病人获得最大的收益。

二、中国古代哲学对中医学理论影响深远

杨教授认为中医学理论受到中国古代哲学的影响,正如恩格斯在《自然辩证法》中指出:"自然科学家尽管可以采取他们所愿意采取的态度,他们还得受哲学的支配。"中医学作为中国古代的自然科学,在其理论的形成过程中,受到我国古代的朴素唯物论和辩证法思想——阴阳、五行学说的深刻影响,借以阐明人体的生理功能和病理变化,指导临床诊断与治疗。杨教授认为阴阳的本质是对立、统一,统一有两个含义,其一,任何事物都是整体,其二,这个整体在一定限度内可以分割;对立则代表分出来的部分相互联系、相互制约。阴阳学说的上述原始形态已给出了我们两个最深刻的启示:第一,世界万物是一个统一的整体系统(太极),这一整体系统由一定程度上相互联系而又制约的各子系统(阴阳)构成;第二,研究世界万物必须从整体系统入手,从大整体到小整体对不同等级的整体系统进行研究。五行则表示整体系统由不同性质的结构元素构成,

组成整体的不同性质的结构元素间相互联系。因为不是任何一个整体系统都恰好只由五种结构元素构成，如人体就是一个结构元素复杂的整体系统。所以就构成整体系统的结构元素间的相互关系而言，五行学说是一种理论模式，不是一个固定的格式。我们将阴阳五行相结合，将整体及整体分出的各个元素之间的相互关系加入可量化的度，各部分之间的相关关系是有一定限度的，在这种限度内我们就称之为生理，超过了这种限度，就产生了疾病的概念。这就是我们强调的，在考虑事物时，一定要看到整体，但整体远远不够，还要看到其中包含的多种元素及其间的相关关系和相互影响的程度。

三、中西医的共同点——中医学理论及其现代医学内涵

中医理论之所以称之为一个理论，是因为它符合一个理论的基本条件。史蒂芬·威廉·霍金（Stephen William Hawking）在《时间简史》中提出了好理论的两要素：必须在只包含一些任意元素的一个模型的基础上，准确地描述大批的观测（accurately describe a large class of observations），并对未来观测的结果做出确定的预言（definite predictions）。中医几千年的临床经验经过加工与校正以后，最后成为理论，成为科学知识，并且获得了它的最大价值就是预见未来。中医学中包含的几个最基本理论，在几千年前产生，却已经预见了现代医学的发展。如人与自然社会等周围环境有着密不可分的关系，称之为天人相应；如五脏六腑及其附属组织器官存在相关关系，称之为脏器相关；如五行通过生、克、乘、侮的相互影响、相互制约达到动态平衡的过程，称之为自稳态调节。

这几个基本理论包罗万象，我们研究明白、研究全面了，再来分析西医的相关内容：西医也讲"天人相应"，最早称为生物医学模式，认为医学是治疗人的身体，后来发展到生物-心理-社会医学模式。杨教授认为这个模式虽然开始重视了心理及社会对人健康的影响，但依然不恰

当,因为心理就是生物的一个构成部分,人是生物的一个物种,这个物种在社会中一定有心理的,老鼠也同理,老鼠和老鼠的社会有其特定的性质,只是我们不清楚,所以说心理是包含在生物这个部分中的。不同的种族,不同的政治体系的发病率,也就是不同社会的疾病谱是不一样的,非洲、欧洲、美洲等地的国家或可能跟我们的疾病谱不一样,人口、政治、种族、婚姻、社交都会在一定程度上变成一种不同的疾病状态。所以真正的医学应该是自然 - 社会 - 生物这样的一个模式,也就是中医所说的天人相应。

另外从生物的进化和发生角度上说脏器本身就是相关的,从进化角度看,从原核生物到单细胞生物到多细胞生物,再到二胚层生物、三胚层生物,首先产生的就是防御系统和与外界进行能量交换的消化系统,之后再产生对外界产生反应的神经系统等具有功能性分化的组织或系统。这些过程都需要能量交换作为基础,这就是整个的物种进化。人作为自然界物种之一也和其他物种一样,这就从进化角度说明脏器本身相关。从发生角度分析,人从一个受精卵开始逐渐分化,出现外胚层、内胚层,然后出现中胚层,最后分化出所有的器官系统,可见我们的神经系统、消化系统等等各种系统都是来源于一个细胞;而消化系统与人的各个系统都是有联系的,如人的各个系统的工作都依赖消化系统提供能量,所以从这个角度说明不同的组织器官之间是必然有联系的。除了上面讨论到的这种生理状态下的脏器相关,不同脏器之间还一定存在病理联系。现在肝肺综合征、肝肾综合征这样的概念,就和中医理论提出的脏器相关概念的生物学内涵一致。

人体本身就是一个完美协调的整体,在一定的限度内,各组织器官共同作用维持人体的相对稳态。这样的稳态反过来又保证了各组织器官的正常运转,这些过程都是复杂的多种因素相互作用的结果,不应过分强调单一因素的重要性,所以在稳态超过限度失去平衡的时候,纠正失衡不仅要关注单一因素,还要考虑相关因素甚至对立面影响,这就是中医所说的自稳态调节。如人体酸碱平衡时,代偿机制正常工作随时保持酸碱的动态平衡,使 pH 在 7.35~7.45,而在酸碱平衡紊乱时,不能只关注酸碱值,还要考虑到原发病,代偿状态等多种相关内容,全面治疗,防止过分强调单一因素出现的矫枉过正。

四、中西医的共同点就是中西医结合的入手点

杨教授认为,中西医结合医学的入手点是中医和西医现在的共同点,而中西医结合的具体方法,正如张伯礼院士提出的"中医理念与现代医学技术相结合"。这样将现有的思辨成果作为中西医结合医学的总框架,为今后的研究与发展提供指导。另外杨教授多次强调"限度"的重要性,这个限度在人的生理、病理、治疗等阶段都存在且非常重要,所以他认为引入数学模型,将复杂的相互关系、稳态等复合问题量化,以加深医学对于生理现象的认识,阐释发病机制,指导临床用药,指导复方药的研究,推断疾病预后。未来病人就诊时,医生可以应用这种数学模型,将多因素联合、考虑、计算,确定诊断并依此制定个性化诊疗方案,甚至可以依据所积累的大量临床数据,研制创新多靶点药物,最终判断疾病预后,贯穿疾病诊疗始终。

五、结语

中西医结合医学在一开始提出时就是为了优势互补,为人类的健康做出贡献。杨教授认为中西医两种医学有相当多的共同点,如天人相应、脏器相关、自稳态调节等,将这些共同点作为中西医结合点是一个很好的、值得继续坚持的研究方向。同时引入数学模型作为连接点可以将现有的理论和实践成果更好地应用到实践中,再将应用过程中产生的大量临床数据转化为新的理论和实践成果。而评价医学最好的办法就是有效性,只有经

实践有效的医学,才是真正的医学。最后,杨教授希望无论中医还是西医,都应该摒弃偏见,用最小的成本让病人获得最大收益应该是医者的共同初心,我们不必纠结到底坚持的是什么医学,病人只需要一个可以治好病的医学。

（主审:杨永清,整理:刘欢　赵舒武　周会芳）

第四章
对中西医结合诊疗模式的思考

———王伟教授

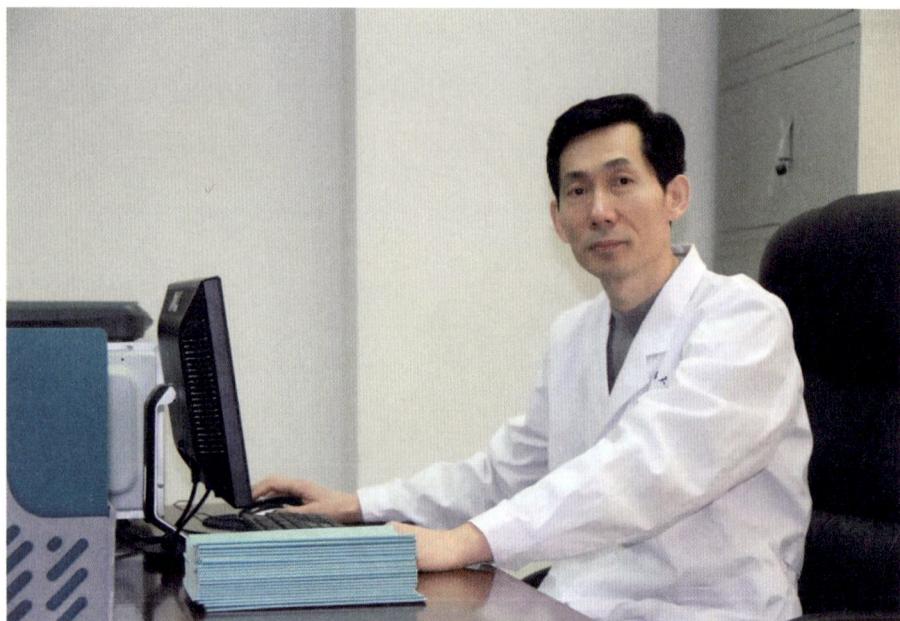

2019 年 8 月 12 日于北京访谈王伟教授（时任北京中医药大学副校长）

专家简介：王伟，医学博士，广州中医药大学教授、主任医师、原校长、中西医结合内科学和中西医结合药理学博士生导师、国家一流学科——中西医结合负责人，国家中医药管理局中西医结合药理学科带头人，证候与方剂研究教育部重点实验室主任，广东省中医心脾相关病机和方药研究重点实验室主任。入选国家百千万人才工程、国家级"有突出贡献中青年专家"、国家重点研发计划项目首席科学家、国际欧亚科学院院士、首批中医药传承与创新"百千万"人才工程（岐黄工程）岐黄学者、首届岐黄工程首席科学家、广东特支计划杰出人才、国家中医药传承创新团队负责人、中国中西医结合学会副会长、中国研究型医院学会中西医结合新药创制专委会主任委员。培养国家杰出青年科学基金获得者 1 人、国家优秀青年科学基金获得者 3 人、青年长江学者 1 人、青年岐黄学者 2 人、国家高层次人才特殊支持计划领军人才 1 人、硕博士 70 余人。第六届国务院学位委员会中西医结合学科评议组成员，中国学位与研究生教育学会理事、学术委员会委员、医药委员会副主任委员，国家中医药管理局中医药重点学科建设专家委员会委员，国务院学位委员会临床医学（中医学）、中药学专业学位教育指导委员会委员兼秘书长，教育部中西医结合类专业教学指导委秘书长，全国中医药研究生教育研究会理事长，世界中医药学会联合会计算中医药学专业委员会会长，中华中医药学会理事，世界中医药学会联合会心血管病专业委员副会长、网络药理学专业委员会副会长，全国中医、中药学专业学位研究生教育指导委员会副主任委员，第十一届国家药典委员会委员。《中医药科学杂志（英文版）》副主编，《世界中医药》杂志副主编，《世界科学技术 - 中医药现代化》杂志副主编。以中医证候研究为核心，开启了从证候入手进行中医理论创新的新路径，创立了证候 - 治法 - 新药创制的新模式。以第一 / 通信（含共同）发表在 Circulation Research（IF17.37）等刊物学术论文 321 篇，获国家科技进步奖二等奖 3 项（第一完成人 2 项，第二完成人 1 项），省部级一等奖 3 项（第一完成人），吴阶平医药创新奖 1 项，授权发明专利 9 项，主编"十三五""十四五"规划教材各一部。

摘要：推进中西医结合诊疗实践，要注重理论层面的结合，深入探讨中医与西医进行结合的形式与层次。在疾病诊疗过程中，寻找中医和西医两种医学的契合点，梳理优势病种，注重"病证结合"，探求中西医结合的科学化发展。这样才可以促进中西医结合诊疗模式的发展，促进我国中西医结合临床医学的发展。

访谈：中西医结合诊疗是中西医结合医学的关键组成部分，新形势下中西医结合诊疗发展面临诸多亟待解决难题。课题组在开展中国工程院咨询研究项目——"建立基于'辨证论治、病症结合'的现代中西医结合诊疗模式研究"过程中,特别访谈了王伟教授(以下简称王教授),王教授从中西医结合诊疗现状、瓶颈及策略建议等方面,深入浅出地表达了自己的思考,对中西医结合诊疗模式的研究提供了有益的启示。

一、中西医结合诊疗模式的建立需在研究中破解难题

中西医结合诊疗实践在全国范围内的中医医院、中西医结合特色医院以及综合性医院的中医科一直都在开展中。事实上,目前中医的诊疗有许多是中西医结合诊疗,比如中医病历书写规范要求同时包含中医和西医诊疗内容;再如临床实践工作中会同时给予患者中药加西药的治疗。王教授指出,目前所谓的中西医结合诊疗基本相当于中医+西医诊疗,中医和西医诊疗是两套并行的诊疗模式,如对冠状动脉粥样硬化性心脏病患者,中医按照中医辨证论治诊断为气滞血瘀,给予相应的益气活血治疗,西医根据诊断和检查结果同时给予相应药物治疗,然而患者所服用的西药和中药是否有相当或相似的治疗效果?这一问题在临床实践中很少加以考量。王教授提出,中西医结合诊疗在理论层面的研究不够,远远不足以为中西医结合诊疗实践工作提供发展基础。目前中西医结合诊疗很大程度上依赖于经验的总结,缺乏严谨的、可重复性的循证证据来支持。中西医结合诊疗实践目前仍停在"一方一药""一针一穴"等"术"的层面上,缺乏"道"的层面的深入研究,导致中西医结合诊疗工作成为"无源之水、无本之木",学科发展缺乏严谨的数据支持,因此中西医结合诊疗在临床实践工作中很难有质的突破。众所周知,中医和西医各自有着不同的理论体系和诊疗思维,两种医学形成的时代背景和哲学基础也存在着较大差异,发展中西医结合诊疗,应着眼于临床,从临床问题中寻找中医与西医的结合点,以循证方法为关键点,深入探讨中医与西医诊疗实践中结合的机制、形式与层次。通过培养科研人才、提升科研水平、建立适合于中西医结合临

床循证医学研究的多中心临床研究平台,有效引导在西医医院开展中西医结合临床研究工作,提高学术繁荣度,使中西医结合诊疗在研究中寻找得到突破和升华。

二、中西医结合诊疗模式的建立应该坚持并深入研究"病证结合"的客观规律

中西医结合诊疗模式是在中西医结合理论指导下,不断总结中西医结合的临床实践经验,逐渐形成的具有中国独创性的诊疗模式。王教授认为,中医和西医在过去的很长一段时间里都在相互比较、相互竞争,甚至相互诋毁,但在临床实践中,中西医结合的临床疗效是毋庸置疑的,尤其对于某些疾病或是疾病发展的特定阶段,采用中西医结合进行诊疗,往往能取得比单一中医或者西医治疗更为显著的治疗效果,由此可见,中西医结合不仅有利于促进我国特有医学体系的成熟,也能极大地促进现代临床医学的发展。王教授表示,西医诊疗强调系统化,多运用现代科技方法和手段,治疗重点关注病变脏器的器质和功能上的变化,更新速度快;中医在疾病的治疗上运用整体观念,擅长辨证诊疗,强调个体化诊疗,但中西医结合经过 60 多年的践行,也取得许多重大成果。如屠呦呦教授成功研发青蒿素,创制了新结构类型的一线治疗疟疾新药;沈自尹率先对"命门之火 - 肾阳"进行深入研究,揭示了其本质特征,其成果得到了国内外多所科研机构的认可,促进中医"证"的研究客观化、现代化;张伯礼院士主持进行的"中成药二次开发核心技术体系创研及其产业化",形成了"中成药二次开发"新模式,加速了我国中药制药技术智慧型升级;等等。在中西医结合临床诊疗工作方面,陈可冀、李连达两位院士从中西医结合角度出发,将辨"病"与辨"证"结合,率先提出对冠状动脉粥样硬化性心脏病采用"活血化瘀"方法进行治疗;吴咸中院士最早将中医中的"通里攻下"法应用于临床外科治疗之中,开创了中西医结合治疗急腹症的新模式;陈香美院

士从中医证候和病理关系角度出发进行的"IgA肾病中西医结合证治规律与诊疗关键技术的创研及应用"项目研究,揭示IgA肾病进展新机制,从中西医结合角度制定了治疗IgA肾病的新方案。以上临床研究成果为中西医结合诊疗开辟了新思路和新模式,将"西医辨病"与"中医辨证"相结合,并充分证实了其可行性、可用性和可及性。王教授提到,"病证结合"是前辈们不懈努力取得的宝贵经验,中西医结合诊疗模式的建立应该坚持并深入研究"病证结合"的客观规律,以这种方法,综合分析临床中的各类问题,制定最佳诊疗方案,提高临床治疗效果。

三、以"优势病种"为抓手推进中西医结合诊疗模式的临床研究和发展

王教授认为,寻找中医与西医的学科契合点,关键要从寻找适合中西医结合诊疗模式的优势病种入手。中西医结合诊疗模式的开展可以首先在中医治疗系统内进行,从梳理优势病种入手,对这些优势病种进行正确、规范的中西医病证结合诊疗,可以积累丰富的治疗经验。王教授谈到,近30年来,中国居民疾病谱有了重大转变——以中老年人群为例,痛风、缺血性心脏病和脑卒中等慢性、非传染性疾病已取代传染性疾病、垂直传播疾病、营养相关疾病等,成为疾病负担的主要原因。中医恰恰在以"虚""老""慢""多"("虚"指体虚,是人体正气虚损的一种病理状态;"老"指老年性疾病,伴随着生理功能的减退;"慢"指慢性病,病程迁延不愈;"多"是指具有多发性、多种因素、多个脏器的疾病。)为特征的疾病中,与西医配合体现出明显的优势互补的治疗效果。例如中西医结合治疗可以极大提高慢性心力衰竭患者的生活质量;糖尿病患者在用西医手段控制血糖的基础上配合使用中药可以有效减少并发症、提高生活质量。临床实践证实,中医在一些多重感染、继发性感染、病毒和细菌的混合感染等情况、复杂性的多脏器衰竭等方面,基于其特有的整体观和辨证论治的指导

下,有很多行之有效的治疗方法与治疗手段;再如临床颅脑手术后患者经常会出现不明原因发热,采用中医的辨证论治手段可以取得良好的临床效果。因此,以中西医结合诊疗"优势病种"为抓手,由点及面是有效推动中西医结合诊疗模式发展可行手段之一。

四、结语

王教授最后指出,中医与西医在临床治疗上具有显而易见的互补性,然两者何时互补、怎样互补尚需要大量临床研究和科学实验去论证。要推进中西医结合诊疗模式的发展,应该从现有的基础着手,形成相应的诊疗模式后推行。要继续探求中西医结合诊疗的科学化发展,需要科研成果支持,政府进行引导,公众对中西医不断认同,这样才可以促进中西医结合诊疗模式的发展,促进我国中西医临床医学的发展。

（主审：王伟,整理:董文瑾　刘建卫　赵舒武）

第五章
中医动物模型研制方法与展望

——陈家旭教授

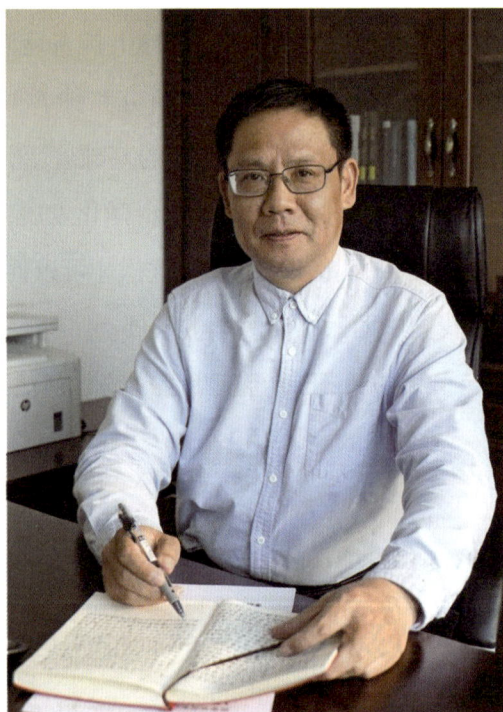

暨南大学陈家旭教授

专家简介：陈家旭，教授，医学博士，博士生导师。国家杰出青年科学基金获得者，教育部"长江学者奖励计划"特聘教授，获国务院政府特殊津贴，新世纪百千万人才工程国家级人选，曾获全国百篇优秀博士学位论文、教育部高校青年教师奖。首批国家精品课程中医诊断学课程负责人，主编人民卫生出版社"十二五""十三五""十四五"规划教材《中医诊断学》（第2版、第3版、第4版）、新世纪全国医药院校中西医结合专业规划教材

《中医诊断学》(第 9 版)、英文版《中医诊断学》。兼任中国生理学会中医药与脑稳态调控专业委员会主任委员、教育部高等学校中医学类专业教学指导委员会委员,世界中医药学会联合会中医诊断专业委员会副会长、世界中医药学会联合会李时珍医药研究与应用专业委员会副会长、世界中医药学会联合会教育指导委员会理事、中国中西医结合学会诊断专业委员会副主任委员。兼任《北京中医药大学学报》副主编及多种国内外期刊编委或审稿人。培养中医诊断学专业博士、硕士研究生 100 余名,为全国中医诊断学科培养了一批青中年骨干教师。

摘要:中医动物模型是研究中医基础理论、探讨辨证论治规律、规范中药应用的重要载体。病证结合中医动物模型可使模型动物兼具中医证型和西医疾病证候,可指引中西医诊疗模式的进一步实践和发展,是当前研究中的热点。筛选出针对性强、稳定性高的动物模型制备方法,构建出规范化动物模型评价系统,对中医动物模型及中西医诊疗模式的长足发展具有重要意义。

访谈:2020 年 8 月 1 日,陈家旭教授受邀参加了"中西医结合诊疗模式研讨会",并围绕中医动物模型在中西医结合医学中的重要意义进行了学术汇报。陈家旭教授(以下简称陈教授)认为,以中医理论为指导,揭示中医证候本质及辨证论治规律的中医动物模型是推动中医药现代化及促进中西医结合事业发展的重要工具。病证结合中医动物模型既能表现"证",又能反映"病",是中医、西医结合的典范,可作为促进中西医结合诊疗模式实践与发展的重要助力。进一步完善病证结合动物模型的制备方法和评价体系对中西医诊疗模式的长足发展具有重要意义,是中医动物模型研究的主要方向。

一、中医动物模型的发展历程及发展前景

陈教授首先对中医动物模型的概念及发展历程进行了详细论述。中

医动物模型是指在病因学说、辨证论治等中医理论的指导下,结合当代科学技术方法,将发生在人类的疾病和证候复制在动物身上。20 世纪 60 年代,邝安堃教授将科学实验方法用于中医药研究,成功将肾阳虚证复制到动物身上,开启了中医动物模型研究的新篇章。此后的 50 余年,在国内学者的不懈努力之下,中医动物模型研究已取得了丰硕的研究成果:创立了多种科学化、客观化、规范化的造模方法;运用八纲、六经、脏腑、病因、气血津液等多种辨证方法建立了近百种中医动物模型;利用代谢组学、生化检测等手段创建了一系列标准化的评价方法等。中医动物模型的出现为辨证论治及中医药作用机制的深入研究提供了重要载体,弥补了中医理论缺乏科学、系统实验研究的不足,为中医药治疗效果的验证提供了事实依据,极大地加快了中医药事业的发展。近年来,中医动物模型研究的发文量总体呈不断上升趋势,中医动物模型的研制与应用早已成为中医药研究不可或缺的一部分。

二、模拟西医疾病与中医证候建立的中医动物模型是当前研究的一大趋势

探索适宜的造模方法是中医动物模型研究中的关键部分。陈教授在中医动物模型造模方法的研究上具有丰富的理论基础和实践经验,对当前主要造模方法及各自优劣之处有着清晰的认识和独到的见解。陈教授指出,目前所采用的中医动物模型造模方法可分为三类:一是依据中医病因理论建立的中医动物模型,二是依据西医致病原理建立的中医动物模型,三是同时模拟西医疾病与中医证候建立的中医动物模型。

依据中医病因理论建立的中医动物模型是指将中医病因理论中的一种或多种致病因素复制出来作用于实验动物,又称为中医病因造模法。例如,在中医病因理论中,脾虚证的致病因素主要为劳倦过度、苦寒泻下和饮食失节,通过单独或联合施加游泳力竭、灌服苦寒药物、长期喂食猪油的方

法可复制出脾虚证动物模型。中医病因造模法具有较强的中医学特点,建立的动物模型从病因到症状表现均与中医理论相吻合,已成为研究中医药理论的可靠方法。但由于中医病因概念较为抽象,模拟中医病因的方法繁杂不一,中医疾病的病因与证候对应关系含混不清,此类动物模型的稳定性、可靠性和可重复性难以得到一致的认可。依据西医致病原理建立的中医动物模型是指以西医病因学为指导,采用现代科学技术手段对实验动物施用特定的致病因素,使模型动物出现一系列中医疾病证候表现。例如,高分子右旋糖酐可通过促进红细胞凝集的作用引起微循环障碍,静脉注射高分子右旋糖酐液可使模型动物出现血瘀证的表现。依据该法建立的中医动物模型可重复性强,但忽略了致病因素之间、脏腑系统间的相互作用,与中医整体观念不相符,其应用仍然存在一定争议。

同时模拟西医疾病与中医证候建立的中医动物模型是指依据西医学理论,将西医疾病复制在动物身上,同时结合中医理论,将中医的证候复制到动物模型上,又称病证结合动物模型。病证结合动物模型,紧追当前中西医病证结合医学诊疗模式热潮,是目前研究数量最多、涉及范围最广的一类动物模型。病证结合动物模型的造模方法又可具体分为中医病因结合西医病因、西医疾病模型基础上探求中医"证"、中医证候模型基础上探求西医"病"三类。中医病因结合西医病因病理是指分别或同时将中医病因和西医病因病理因素施加于实验动物。例如,饮食失节属于中医脾虚证病因理论,药物(利血平等)副作用属于腹泻西医病因,限制饮食同时皮下注射利血平可建立脾虚证模型。西医疾病模型基础上探求中医"证"是指在首先建立西医疾病模型,通过观察模型动物的系列表现,探求模型动物出现的中医证候。例如,利用慢性不可预知性温和刺激复制抑郁症模型,通过行为学检测判别出肝郁脾虚证候,以建立抑郁症肝郁脾虚证模型。中医证候模型基础上探求西医"病",则是指首先利用中医病因理论造模法建立动物模型,再寻找相关的西医疾病并通过模型的表征、理化指标等对模型进行验证。情志不调属中医肝气郁滞证的主要病因,慢性束缚法可限制动物活动使其出现郁怒等情绪异常。首先用慢性束缚法使实验动物出现情绪异常以建立肝气郁滞证模型,再运用糖水偏好实验、旷场实验验证肝气郁滞证模型是否与抑郁症模型相一致,即可建立抑郁症肝气郁滞证病证结合动物模型。陈教授认为,病证结合动物模型既能贯彻中医证候理论,又具有西医疾病模型可行性强、稳定性高等特点,在三种造模方法中独具优势,具有重要的实际应用意义。

三、病证结合动物模型的经验之谈:抑郁症肝郁脾虚证大鼠模型

作为一种常见的精神疾病,抑郁症严重影响着患者身体健康及社会功能。目前西医治疗抑郁症的方法主要是药物、心理及电休克治疗,疗效均有待提高。中医药具有疗效好、副作用小等独特优势,在抑郁症的治疗中效果较为明显。抑郁症在中医学中可归属于"脏躁"等范畴,肝郁脾虚证为其常见证型。情志不畅则伤肝,肝伤则致肝主疏泄功能异常、肝气郁结,由于肝与脾在生理和病理方面均存在密切联系,肝气郁结后乘脾犯胃,患者除有精神情志异常、胸胁胀痛外,常呈现出纳呆、腹胀、便溏等脾虚证表现。逍遥散为疏肝健脾的名方,建立抑郁症肝郁脾虚动物模型有助于揭示肝郁脾虚生物学基础,通过研究逍遥散治疗作用的机制,可以为中医治疗抑郁症提供了强有力的理论支撑。

陈教授课题组在病证结合动物模型的制备方面有着深厚的研究经验,成功建立了抑郁症肝郁脾虚大鼠动态模型并针对模型构建了多维评价体系。陈教授表示,目前建立肝郁脾虚证模型较为公认的方法是慢性不可预知性温和刺激,需要在造模的不同时间窗口(1周、4周、6周、8周)运用多维度评价方法对模型情况进行评估才能真正了解"肝郁"和"脾虚"的具体内涵及"木"与"土"的相互关系,包括通过旷场实验、糖水偏好实验、强

迫游泳实验、下丘脑 - 垂体 - 肾上腺轴相关检测评价大鼠"肝郁"情况,通过检测体重、摄食量、胃内色素排空率、小肠推进率、粪便含水率、血清 D-木糖等指标评价"脾虚"情况。对于如何利用建立好的多维度评价标准判断慢性不可预知性温和刺激下动物的肝郁及脾虚情况,陈教授根据课题组的相关研究结果为我们进行了具体的阐释。在造模不同时间窗口中,大鼠表现出的旷场内自主活动减少、强迫游泳时间延长、糖水消耗率下降等均提示其肝主疏泄、肝主情志功能异常;下丘脑促肾上腺皮质激素释放因子、血浆促肾上腺皮质激素等下丘脑 - 垂体 - 肾上腺轴相关指标的变化进一步印证了肝主情志功能的异常;体重下降、摄食量减少、体脂率低、小肠推进率降低可提示脾主运化功能的异常;粪便含水量的升高与脾主升清功能异常密切相关;小肠吸收功能的变化可通过检测血清 D- 木糖水平实现。陈教授采用宏观结合微观的方法来观察证候动态变化,在成功建立肝郁脾虚病证结合动物模型的基础上掌握了"证候随病机演变"这一重要规律,摸索出了慢性不可预知性温和刺激造模方法中符合肝郁致脾虚的最佳时间窗,为病证结合模型的研制方法提供了研究新思路。

四、创新、完善病证结合动物模型研制及评价方法是中医药现代化的必由之路

建立规范、客观、合理的中医动物模型是深入中医基础理论研究的重要手段,也是深入中药药物作用机制研究的重要手段。模拟中医病因理论建立的中医动物模型、模拟西医致病原理建立的中医动物模型、同时模拟西医疾病与中医证候建立的中医动物模型均在中医药现代化、中西医诊疗模式的发展过程中发挥了重要作用。病证结合动物模型最能兼顾中、西医学各自特征,最能满足中医现代化及中西医诊疗模式深度发展的需求,具有极为重要的研究价值。目前,众多学者致力于完善病证结合动物模型的造模方法及构建病证结合动物模型的评价体系研究,在优化评价方法上更

是引入了多种新颖的研究思路。例如,通过观察模型动物的多种生物学表征来评价模型;依据模型动物服用方药后的疗愈情况来评价模型;采集动物四诊信息创建大数据平台,建立标准化、计量化的评价方法来评价模型等。

　　虽然当前病证结合动物模型的研究成果颇为丰硕,其造模技术显著提高,评价体系上也日渐成熟。但病证结合模型还存在着一些尚待解决的问题,不能称之为最为理想的动物模型。例如:实验动物无法兼顾疾病人群的体质特征;一些疾病及证候欠缺统一规范;评价体系多种多样,难以统一等。面对这一问题,陈教授点明:为弥补病证结合动物模型研究中表现的诸多缺陷,还需要在创新研制手段、纯化制备因素、规范评价系统,以及完善药物反证措施等方面进一步探索,才能使病证结合动物模型成为推动中医药现代化事业蓬勃发展的动力源泉。

五、结语

　　建立动物模型是探究疾病发生、发展及治疗的重要方法。在中医理论指导下制备的中医动物模型是揭示中医经典理论、阐述中医药作用机制的重要工具。病证结合动物模型是目前研究数量最多、涉及范围最广的动物模型,已成为中医动物模型研究的一大趋势。进一步创新、完善病证结合动物模型研制方法及评价体系将为中医药现代化贡献重要力量。

(主审:陈家旭,整理:于爽　刘建卫)

第六章
中西医结合诊疗模式的思路

——高永翔教授

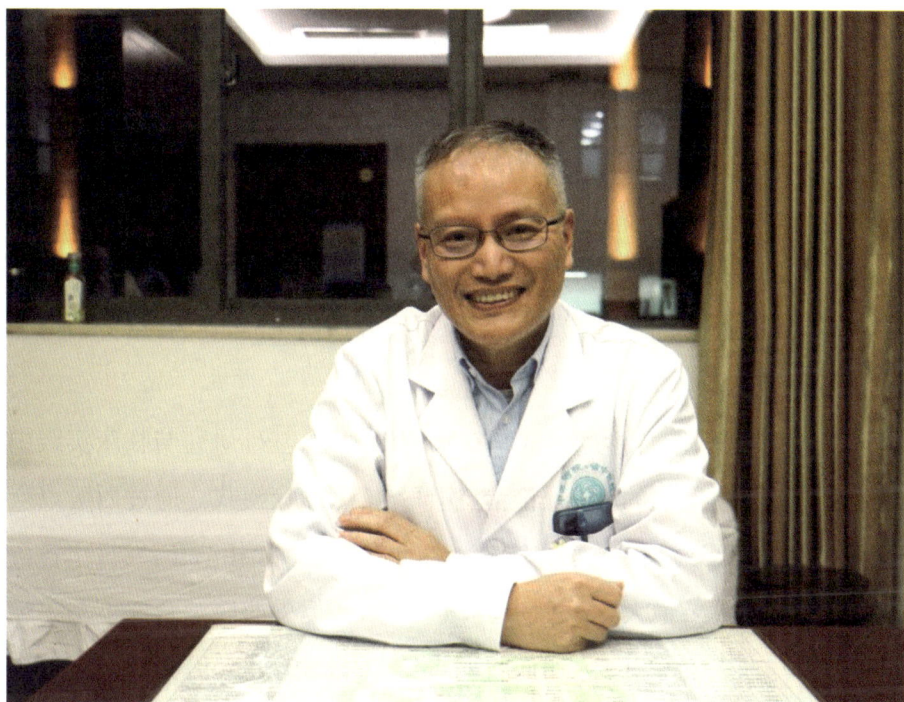

成都中医药大学高永翔教授

专家简介：高永翔，中共党员，1965 年 10 月生，医学博士，二级教授 /
主任医师，博士生导师，四川省名中医。从事中西医结合免疫学的教学、科
研及临床工作 30 余年。现任成都中医药大学国际合作与交流处处长、台
港澳事务办公室主任、国际教育学院院长，经典名方传承与转化研究中心
主任。国务院政府特殊津贴获得者，四川省学术和技术带头人、四川省有
突出贡献优秀专家、四川省卫生健康委员会学术技术带头人（免疫学）、四

川省中医药学术技术带头人、成都市"一专多能"优秀教师；教育部高等学校中西医结合类专业教学指导委员会委员，四川省普通本科高等学校医学综合类专业教学指导委员会副主任委员。国家中医药管理局重点学科(中西医结合基础)负责人，中国免疫学会中医药免疫学分会常务理事，中华预防医学会微生态专委会委员，四川省免疫学会中医药免疫学专委会主任委员、基础免疫学专委会副主任委员，四川省预防医学会微生态专委会副主任委员兼秘书长，四川省高校重点实验室(中医脏象生物学基础)、四川省高校创新团队(中医脏象生物学基础)负责人。先后主持国家科技重大专项、国家自然科学基金、省部级课题等16项。发表论文260余篇。主编论著/教材8部，副主编9部，主编译著2册。担任中国中医药出版社"十二五"规划教材《医学免疫学》主编，"十二五""十三五"规划教材《免疫学基础与病原生物学》副主编。指导合作博士后15名，培养硕博士研究生90余名。

摘要：中西医结合诊疗模式是在长期的理论、基础研究与临床实践中不断总结而逐渐形成的"辨证论治、病证结合"诊疗模式。通过西医以疾病为主的模式化诊疗和中医以个体为主的个性化诊疗相结合，发挥出各自的优势使治疗效果最大化，更好地服务于患者，但中西医结合并不是单纯地将中医与西医简单相加，如何将两者结合发挥出最大优势从而造福社会，走出中西医结合的瓶颈是现阶段应思考的问题。高永翔教授(以下简称高教授)认为中西医结合诊疗过程中应该遵循这六项规则：中医、西医取长补短；发挥中西医协同效应；中西药合用应减毒增效；中西药合用要君臣佐使配伍得当；考虑病人的依从性；关注国家、患者的经济负担。最后高教授还表示，相关政策应该全力支持中西医结合医学学科的发展，大力扶持中西医结合科室的建立。

访谈：在执行中国工程院咨询研究课题("中医与西医的整合"研究课题以及"建立基于'辨证论治、病证结合'的现代中西医结合诊疗模式研究"课题)过程中,课题组对高教授进行了专访。高教授认为在临床上使用中西医结合诊疗模式是非常有必要的。为使中西医结合诊疗发挥出最大的疗效,高教授提出中西医结合诊疗模式发展应遵循的规则。现将高教授的访谈内容整理如下,以飨读者。

一、中西医结合诊疗模式的现状

中西医结合临床诊疗模式在中医院校的附属医院、中西医结合医院、部分综合性医院的中西医结合科都有比较成熟的诊疗模式,中西医结合学科、中西医结合专业在临床诊疗上有其独特的展现度和优势。

中西医结合诊疗需要从诊断和治疗这两个角度进行考虑,其中就诊断来说,现在中西医结合诊断并不是单纯地运用望闻问切、理法方药来进行辨证论治,而是结合了现代医学的检查手段,比如实验室检查、功能性检查等,运用中医四诊和西医的检查手段,两者相互结合进行诊断。在治疗过程中,中西医结合治疗不是简单的中药与西药进行相加,我们要考虑中药、西药、中西药联合的切入时机、使用时间和使用方法,考虑现有的治疗是否达到了患者的诉求和减轻了患者的经济负担。

然而,目前临床上很多医生特别是西医医生喜欢使用中成药进行治疗,中成药的种类很多、使用方便,但中成药同样属于中药,需要进行辨证论治。西医医生在使用中成药的过程中,可能只会注意中成药的适应证,而忽略了辨证论治的本质,使用效果也不一定好,而且这属于一种不合理用药过程,从而暴露了中成药的一些不良反应和其他安全性问题,这就会导致中西医结合诊疗模式中出现治疗偏差和认知偏差等问题。所以在中西医结合诊疗过程中,我们要充分考虑到中医、西医相互结合的目的和动机是什么,两者相互结合可以发挥出什么作用。不然的话,简单的1+1不一定取得大于2的效果,其效果有可能小于1,甚至是负数。

二、中西医结合诊疗模式的必要性

中西医结合在疾病的诊疗上一直发挥着重要作用,中国古代接种人痘预防天花,为日后牛痘疫苗的发现提供了宝贵的经验。屠呦呦教授发现了青蒿素,获得了诺贝尔奖,是中医药献给世界的一份礼物。陈竺院士使用砒霜治疗白血病、四川大学华西医院运用中西医结合治疗急性重症胰腺炎、成都中医药大学附属医院中西医结合治疗慢性肾病都是中西医结合在疾病诊疗中的巨大优势。

中西医两套医学体系各有长短,中医、西医各自有其无法治愈的疾病,目前的中西医结合是为了取长补短、相互学习借鉴,是为了更好地救治病人。

三、中西医结合诊疗模式发展应遵循的规则

目前,针对中西医结合诊疗没有更充分地发挥出这两个学科相加达到的最理想化状态,高教授提出六点建议。

1. 中医、西医之间的取长补短

面对现在的疾病谱,中医、西医都有各自的不足和优势,中医、西医应该放低姿态、互相学习、取长补短。

2. 中西医结合诊疗的协同效应

中医、西医取长补短后,中西医结合的最终目的是协同效应。在诊断和治疗过程中,要达到协同效应发挥出 1+1>2 的效果,这样才能算是坚守中西医结合的初心,实现中西医结合的初衷。回顾历次中医疫病诊疗内容来看,中医、西医的诊疗都在发生变化,我们对病因、病机、辨证、整个理法方药都有很全面的认识,包括中成药的介入和使用,从而发挥中西医结合诊疗最大的协同效应。

3. 中西医结合诊疗的减毒增效

中医、西医在治疗上各有长短,而药物所带来的安全性问题是共同面

对的,所以减毒增效是中西医结合诊疗过程中必须追寻的一部分。以类风湿关节炎为例,类风湿关节炎在临床治疗上一般首选甲氨蝶呤,患者无禁忌证,会推荐患者持续服用。但也会出现一些药物的毒副作用,这个时候就需要我们中药的介入,来减轻毒副作用。减毒,就是减轻许多疾病一线药物(如:解热镇痛药、激素、生物制剂、抗肿瘤药)所带来的毒副作用;增效,就是发挥中药自身在治疗疾病中的特点和优势,中药持续给药后可以弥补许多化学药物存在的不足。

4. 中药、西药之间的君臣佐使

中医、西医怎么互补,中西医结合诊疗怎么更好地实现协同效应和减毒增效?我们可以运用方剂学中的一个理论"君臣佐使"来指导中西医结合的诊疗。把中药、西药的联合运用当成一个大处方,在疾病的不同时期、不同发展过程中,药物的"君臣佐使"在相应的变化。在疾病的严重期,特别是合并严重感染时,我们把西药作为君药来使用,中药则是辅助用药;在缓解期或者恢复期,把中药作为君药,西药作为辅助用药。但我们并不能否认中医药在急重症发挥的积极作用。

5. 中西医结合诊疗要考虑病人的依从性

在风湿免疫疾病、消化系统疾病、代谢性疾病等慢性疾病的治疗中,患者的治疗时间都很长,需要长期服药。但随着治疗时间的延长,患者的依从性会越来越差,部分患者会出现心理方面问题。这个时候患者的依从性就十分关键,需要医患良好的沟通和教育,明确中药治疗也不是一蹴而就的,是缓慢起效的,患者对于慢性疾病的治疗要有耐心和决心。所以,在中西医结合诊疗疾病的过程中,我们要充分考虑病人的依从性,这样才能使中西医结合发挥出最大的疗效。

6. 中西医结合诊疗需要关注国家、患者的经济负担

中西医结合诊疗的优势还体现在经济负担的减轻,从卫生经济学角度来看,这对于国家和个人都是有益的。在疾病的治疗过程中,当患者规范

化进行西医治疗却达不到预期时,会寻求中医帮助,现有的西医治疗加上中医的治疗可能会减轻患者的疼痛,满足患者的诉求。但同时我们应该关注,加上中医治疗后,是否会增加患者和国家的经济负担。在一定时期,我们希望中医治的介入和中西医结合治疗的形成后,所造成的经济负担会少于甚至远远低于原来的付出,这样才会发挥出中西医结合诊疗在经济方面的优势。

四、中西医结合诊疗模式发展的建议

发展中西医结合诊疗模式离不开中西医结合医学学科的发展和中西医结合科室的建立,在政策上要全力支持中西医结合医学学科的发展和大力扶持中西医结合科室的建立。

1. 支持中西医结合医学学科的发展

中西医结合医学学科自身很年轻,学科本身的概念、内涵和分支都还在发展中,国家在坚持"中西并重"的环境下,要提倡、鼓励和支持建立中西医结合医学学科,支持中西医结合医学学科的发展。还要大力支持中西医结合医学的基础研究,特别是基于转化医学的"基础-临床"研究模式,运用大数据技术的真实世界研究等,我们能发现和解决很多中西医结合诊疗存在的问题,可以探索协同效应和减毒增效,可以预测经济效应,这些并不是单纯的临床研究能够解决的;同时,支持中西医结合医学学科的发展可以探索基础到临床的一些转化方案,通过不同的机制和手段,把临床诊疗的各个难点转化为学科发展的关键点。

2. 扶持中西医结合科室的建立

在各医院建立中西医结合科室,要选择我们中西医结合的优势病种,从而形成一套独立的中西医结合诊疗方案。比如四川大学华西医院的急性和重症胰腺炎,成都中医药大学附属医院的慢性肾病,天津南开医院的急腹症,天津中医药大学第一附属医院的脑卒中等,我们需要对这些优势病种进行探索和研究,在各自医院开设优势病种的中西医结合科室,同时我们需要把这些重点专科的临床优势病种进行梳理,形成一整套的中西医结合优势病种临床诊疗指南、临床路径。

五、结语

中西医并重,传承创新发展中医药,是党和国家的重大方针政策。当前中西医结合还处在探索阶段,面临着诸多挑战和问题,还需要长期努力。在中西医结合诊疗过程中应遵循:中医、西医取长补短;发挥中西医协同效应;中西药合用要减毒增效;中西药合用符合君臣佐使配伍原则;考虑病人的依从性;关注国家、患者的经济负担;支持中西医结合医学学科的发展,大力扶持中西医结合科室的建立。最终科学发展中西医结合,为人类的健康事业做出贡献!

（主审：高永翔,整理：徐喆　周会芳）

第七章
谈中西医结合发展

—— 何清湖教授

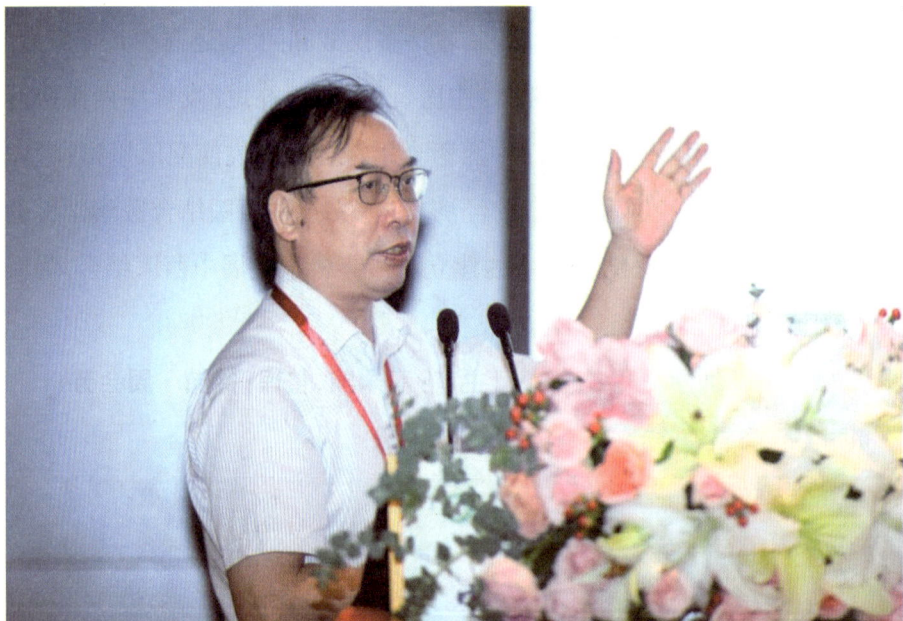

湖南医药学院何清湖教授

专家简介：何清湖，博士，湖南耒阳人，无党派人士，湖南省政协常委，二级教授、博士生导师、博士后合作导师，获国务院政府特殊津贴。现任湖南医药学院院长，兼任教育部高等学校中西医结合类专业教学指导委员会副主任委员，中国中西医结合学会教育工作委员会主任委员，中华中医药学会治未病分会主任委员，世界中医药学会联合会慢病管理专业委员会会长，湖南省高等教育学会副会长，湖南省重点学科中西医结合临床学科带头人，国家中医药管理局中医男科学重点学科带头人等。

何清湖教授首创中医亚健康学科体系，力倡湖湘中医文化，促进中西医结合教育,被誉为中西医结合教育家;首倡"中医+"思维,并运用该思维致力于中医理论及科学研究之中,尤其是在该思维指导下进行治未病相关学术理论体系的系统构建与探究。先后主持国家科技攻关、国家自然科学基金课题 5 项,省部级纵向课题 30 余项,横向合作课题 20 余项等;获湖南省教育科学成果奖一等奖 2 项、二等奖 3 项、三等奖 2 项,省科技进步奖二等奖 1 项、三等奖 1 项,中华中医药学会科学技术奖二等奖 3 项、三等奖 2 项、学术著作奖 6 项、科普奖 2 项,中国中西医结合学会科学技术奖科普奖 3 项等;主编学术专著、教材 200 余部,发表学术论文 400 余篇;培养博士后、博士、硕士近 100 名。

摘要:中西医结合诊疗模式目前在我国通过各级医疗单位逐步推广,现已成为提高人民健康水平、促进我国健康事业发展的重要推动力,在临床及科研等多方面取得了重要成果。何清湖教授(以下简称何教授)以多年医疗经验为出发点,分享对于中西医结合诊疗模式现状的看法,对中西医结合的发展前景做出了评价。

访谈:中西医结合医学是我国经历了数千年的中医学,与中华人民共和国成立后快速发展的西医学结合而成的特有医学模式,具有临床疗效显著、科研方法多样、发展潜力巨大、基层应用广泛等多项优点,目前在多种疾病防控与治疗方面取得了多项成果,在众多医学工作者的不懈努力下,已逐步成为一门具有自身特色和专业人才的独立学科。但目前中西医结合医学仍存在发展不完善、科研成果转化率相对较低等问题,亟待通过多种途径对此进行完善。

本课题组基于目前中西医结合医学新形势,开展"中医与西医的整合"研究课题以及"建立基于'辨证论治、病证结合'的现代中西医结合诊疗模式研究"课题。在此期间,课题组专访何教授,在交流中探讨中西医结合诊疗模式的新发展。

一、源远根深，本固枝荣——中西医结合诊疗模式现状及发展

中西医结合医学历经几十年发展，已日趋成熟、系统、完善。中西医结合医学以中、西医哲学基础与基础理论为根本，与临床诊疗相结合，逐步构建出完整的中西医结合医学体系。在谈及中西医结合诊疗模式研究和推广的必要性，及探讨怎样的中西医诊疗模式能更好地满足医疗卫生和人民健康的需求时，何教授表示，中西医结合诊疗模式有利于疾病的客观诊断、有利于临床治疗。通过分析中西医各自的优点，可知西医在治疗急危重症中发挥重要作用，而在慢性病的诊疗过程中，中医治疗占据了主导地位。因此，在对相关疾病进行诊疗时，需分析中西医各自特点，取长补短，结合具体病例与临床实际情况，有侧重点地选择治疗手段，从而起到降低治疗成本、提高临床疗效的作用。然而，在实际运用中西医结合诊疗模式解决临床问题时，目前仍然存在一些问题，其产生的主要因素是医疗理念不同、中西医相互了解不足、对其他学科产生偏见等。因此，当中西医之间的矛盾被克服，会取得事半功倍的效果。

二、拔钉抽楔，和衷共济——中西医结合诊疗模式新助力

目前，随着中西医结合诊疗模式日益推广，在基础研究和临床诊疗方面均出现了阻碍其发展的相关问题。何教授在谈及阻碍中西医结合诊疗模式发展的瓶颈时，将主要存在的问题总结为三点。其一为人才问题；何教授认为，医学并非一门单纯需要理论知识或实践经验的学科，医疗的发展不仅需要经验积累，同时也需要正确的思维模式，从而使中西医结合成为一个有机整体。培养具备丰富经验与正确思维模式的中西医结合医学人才是发展中西医诊疗模式的关键所在。其二为创新；中西医结合诊疗模式的创新主要立足点为思维方法的创新，需从多种角度思考疾病新的治疗方法。其三为观念；近年来国家出台多项关于中西医结合诊疗的新政策，但仍存在不成

熟、不完善之处。同时,因中西医观念不同,许多政策的推行与实施存在阻碍,在中西医结合教育与执业中也存在一定困难。因此,转变中、西医单一思维定式、促进其共同发展是中西医结合模式发展的大势所趋。

"十四五"规划推行以来,党和国家推行了一系列推动中西医结合事业发展、保障人民健康水平逐步提升的政策与措施,极大推动了中西医结合医学进步,也促进了中西医结合诊疗模式体系化发展。何教授认为,中西医结合事业发展、学科发展、诊疗模式发展是不同的命题,其中事业发展为大命题、学科发展为中命题、诊疗模式发展为微观命题,而这多方面的发展,主要依靠国家各项政策的进一步完善。从宏观角度出发,相关政策需要解决中西医结合定位问题、中西医关系问题;从具体措施出发,国家政策在医院构建、中西医结合治疗发展、人才培养,包括学位/规培政策、职业发展、学科发展等具体问题上意义重大,同时在社会医疗保障体系中促进中西医结合发展。

政策完善有助于人才培养。人才为中西医诊疗事业带来生机与发展活水,是创新的核心动力。一方面,中西医人才的培养,是由学历教育、学历后教育、继续教育等部分共同完成的,多种教育共同构建起了具有我国特色的中西医结合人才培养体系。另一方面,不同层次医院对人才的需求是多层次的,需要每个学校根据自身实际情况确立自身定位、形成自身办学特点,加强本/硕/博学科建设,使教育体系更加科学合理。同时,人才培养促进创新。中西医结合是一门新兴学科,学科的发展需要创新思维的推动。此外,对中西医结合医学特色、成果、模式等方面进行宣传,促进正确中西医结合观念的形成,也是推动中西医结合诊疗模式发展的必经之路。

三、革故鼎新,继往开来——中西医结合医学成果累累

随着西医学逐渐被纳入我国医疗体系与医学研究中,中医学也借助西医学科研方法焕发了新的生机。二者相辅相成,在多个领域取得了重大成

就。何教授将目前中西医结合医学取得的成果总结为三点：其一，中西医结合已经成为我们国家医疗卫生事业的重要组成部分。我国医疗体系与其他国家不同，中医、西医共同作用于人民健康，对预防、康复、保健起到了重要推动作用。其二，中西医结合医学是我国中、西医相互交流、学习、配合、渗透的学科背景下形成的新学科，并且已经成为有着自身内涵、结构的一级学科。其三，中西医结合是实现中医药现代化的重要途径，中医需要借鉴西医学完善自身不足之处以焕发新的生机。

具体而言，中西医结合诊疗模式在多种疾病的防治中取得了重要进展。如在慢性病、老年病治疗过程中，中西医结合诊疗模式发挥着难以替代的作用。我国目前人口老龄化问题日益尖锐，老年病、慢性病发病率日趋增加，并具有隐匿性强、难以根治等特点。从西医学的角度分析，慢性病发病原因不明，因此通过中西医结合角度探索病因病理、把握治疗规律有助于其临床诊疗。在实践中使中西医相辅相成，有利于认识疾病基本发展规律、提高疗效、加强对慢性病的调控与预防、对亚健康状态进行干预、对已患病防止其继续病变，有助于人民健康管理事业发展。

中西医结合诊疗模式是根据社会需求与国家政策确立、以人民为中心的新模式，它从人们对健康的需求中探索疾病发生发展规律、探索如何更好地维护人民健康。中西医协同发展是符合医学规律、大有前景的发展模式，体现了党中央以人民为中心的发展理念——"没有全民健康就没有全面小康"。

四、桃李不言，下自成蹊——培养中西医结合医学人才

提升中西医结合医学教育水平是发展中西医结合医学的源头。何教授在谈及中西医结合医学教育时提出，目前中西医结合人才培养存在多种问题，例如，在专业学位培养与规培中，中医特色体现不足，没有完善的教育体系，执业范围不明确；在分级医疗中，基层/社区医疗缺少中西医全科

医生；中医基础医学体系亟待建立等等。这些问题的解决需要提升人才培养能力，发展中西医结合人才队伍，提升整体医务人员医疗及科研水平。此外，促进康复医疗领域形成与医疗卫生体系改革也是推进医学教育、提升中西医结合医学整体发展的有效手段。近年来，医药类及综合性高校中"健康服务与管理"专业逐步建立，有助于促进医疗助理体系形成、促进产学研结合、促进创新创业。

中西医结合教育水平的发展，同样离不开中西医结合专业教师及学生的多方面努力。近年来，各类中医药院校陆续进行教学改革与教学创新的尝试，例如在本科阶段引入床边教学，将书本上的医学知识与临床有机结合，在临床实践中学习中西医知识，将中西医结合的诊疗方法及思维模式融会贯通，有助于中西医结合专业学生从"纸上谈兵"走向"躬体力行"。此外，多种学习方向的细化也在逐步推进，在本科阶段，多所学校实行中西医结合"儿科班""骨伤班"等，细化了专业知识的学习，培养了大批临床紧缺人才，极大改善了儿科、骨科等科室中西医结合人才缺乏的现状。中西医结合专业学生在学习中，也将学习西医内容与中医内容融会贯通，而不是单一地学习某门课程。在近年的中西医执业医师考试中，题目的设置与命题规律也逐渐将中西医结合诊疗模式贯穿其中，促使中西医学生在日常学习中将二者紧密结合，多方面、多角度思考临床问题。

何教授在回答参会学生"作为中西医结合专业学生怎样在学习中建立中西医结合思维模式"问题时指出，在本科阶段，中西医结合专业学生需系统掌握中西医基础理论与临床知识，正确运用中西医结合思维对常见病与多发病进行临床诊疗。在硕士研究生阶段，学术型硕士须在导师指导下学习中西医结合科学研究方法，做到独立、科学地研究中西医问题；专业型硕士需在临床实践与规培中提高临床能力并进行基础性研究。在博士研究生阶段则需做到更高层次的创新性研究。何教授语重心长地说，每一个医学生与医疗工作者都需在自己的工作岗位上努力奋进，在共同努力下推进中西医结合工作的深远化、系统化,提升创新思维,为实现"健康中国"目标做出自己的贡献。

五、结语

在本次访谈中,何教授抽丝剥茧地解释了中西医结合诊疗模式的现状及前景,为我们点明了中西医结合自身的巨大优势及未来发展趋势。同时,何教授在访谈中鼓励大家:中西医结合大有前景,各位同学在自身的学习过程中遇到困难要迎难而上,努力向前。党和国家提出"没有全面健康,就没有全面小康",我们也将砥砺前行,攻坚克难,为人民健康事业发展不断奋进。

(主审:何清湖,整理:原茵 郑纺)

第八章
对中西医结合医学发展现状与对策的思考

——王耀光教授

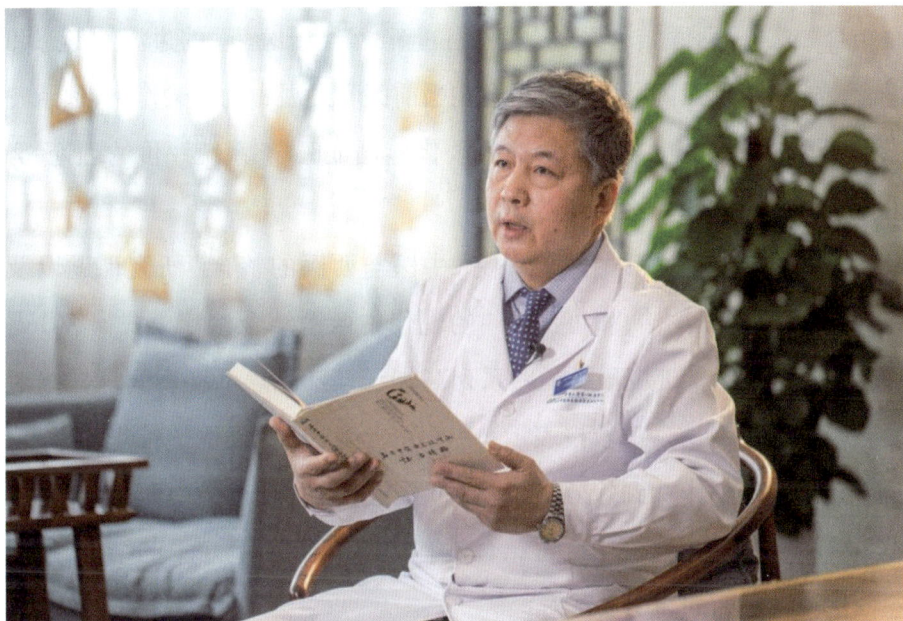

天津中医药大学第一附属医院王耀光教授

专家简介：王耀光，教授，主任医师，博士生导师。天津市名中医，第一批全国优秀中医临床人才，第六批全国老中医药专家学术经验继承工作指导老师，全国名老中医药专家黄文政教授传承工作室负责人，北京中医药大学第一批中医临床特聘专家。兼任中华中医药学会肾病分会常务委员，中国中医药研究促进会仲景医学研究分会常务理事，天津市中医药学会肾病分会主任委员等。主持多项国家级、省部级科研课题，发表论文130余篇，参编学术专著6部。获天津市科技成果三等奖1项，培养研究生 80 余人。

摘要：中西医结合医疗体系是党和国家历届领导人为中国医疗事业健康发展做出的伟大决策，这种体系独立于西医学体系，屹立于世界医疗体系之林。近现代以来的临床实践证明中西医结合在推动人类医疗卫生事业健康发展中的重要性和必要性。在中西医学界的共同努力下，中西医结合医学发展迅速，成就显著。王耀光教授（以下简称王教授）认为，"中西医结合"或"中西医结合医学"是通往"新医学、新医药"的过渡性形态和概念。这一观点强调了中西医结合在当前医学发展中的桥梁作用，预示着未来医学的革新与融合。研究者们要借鉴循证医学、系统评价的理论，努力探索，不断完善中西医结合医学。

访谈：为高效执行中国工程院"中医与西医的整合"研究课题以及"建立基于'辨证论治、病证结合'的现代中西医结合诊疗模式研究"课题，课题组精心策划并开展了一系列高端访谈活动。活动期间课题组对王教授进行了专访。王教授表示：中西医结合是中医西医的精华加起来，1 加 1 大于 2，临床达到疗效最优化，而不是中药加西药的中西药结合，也不是简单中西药拼接。中西医结合是有机的结合，是高水平的结合，是中医西医精神方面的高层次结合。

一、中西医结合的发展现状及成就

中华人民共和国成立以来，党和国家领导人高度重视中西医医疗事业的发展。20 世纪 60 年代以后，中西医结合工作，不仅在临床医疗和预防保健等方面广泛开展，而且涌现出一批优秀的研究成果。在临床中，用中西医结合诊治常见病、多发病、难治病已较普遍。大量事实证明，用中西医结合治疗某些疾病有明显的疗效。

王教授列举了①吴咸中院士创立的药物疗法、手术疗法与微创技术三者完美结合的中西医结合治疗模式在急腹症治疗的运用；②陈可冀院士的

"三通"理论治疗心绞痛,冠心Ⅱ号方治疗冠心病、心绞痛,"川芎胶囊"防治冠心病介入治疗后血管再狭窄的实例;③尚天裕教授以"动静结合"的原则并运用小夹板固定治疗四肢闭合骨折,以及在中医理论基础之上创立八大中西医结合正骨手法:手摸心会、拔伸牵引、旋转屈伸、端提挤按、摇摆触碰、夹挤分骨、拆顶回旋、按摩推拿;④邝安堃教授开辟中医"阴阳学说"的中西医结合研究先河,他是最早研究阴阳变化,阳虚证、阴虚证的病理物质基础的人,以血浆 E2 或 E2/T 实验室检测结果作为参考指标,研究了男性肾虚(证)与性激素的关系,推测 E2/T 比值升高与肾虚有关,或肾虚与性激素的变化有关;⑤黎磊石院士首创 IgA 肾病发病机制的研究和分型诊断治疗,提高了 IgA 肾病疗效,革新了现代肾脏病实验诊断方法,发展肾活检免疫病理技术等,促进了我国肾脏病诊断水平的提高,开创对中药雷公藤治疗肾脏病的中西医结合研究,大黄治疗糖尿病肾病机制的中西医结合研究;⑥陈竺教授运用中西医整合的理念,使用砒霜、全反式维甲酸和化疗的方法治疗急性早幼粒细胞白血病获得成功,使得急性早幼粒细胞白血病成为第一个被人类攻克的癌症;⑦近年来在中医理论指导下研发出了中医诊疗仪器,如张伯礼院士的舌诊仪、陆小左教授的脉诊仪;⑧屠呦呦教授应用现代方法研究传统中医药,如青蒿素的研究,取得举世瞩目的成就,2015 年 10 月 5 日屠呦呦教授荣获诺贝尔生理学或医学奖,李克强总理在贺信中指出:屠呦呦获得诺贝尔生理学或医学奖,是中国科技繁荣进步的体现,是中医药对人类健康事业作出巨大贡献的体现,充分展现了我国综合国力和国际影响力的不断提升。这些都是中西医结合取得的显著成果,不仅体现了中医药的独特优势,更彰显了中医学与西医学协同作战的诊疗价值。

二、中西医结合教育的调整

王教授指出,虽然中西医结合取得了显著成果,但仍然存在不足。目前中西医概念还存在模糊之处,中医西医的学科融合点还存在不清晰之处,中西医结合体系尚不够完善。他说:"在完全以西医治疗疾病的过程中加用中成药就认为是中西医结合治疗,这是对中西医结合概念的误解。"王教授表示中西医结合应当是在中医、西医的基础之上产生的新的理论、新的方法以达到为人类健康、疾病的治疗服务的科学。如何更好地发展中西医结合学科,王教授建议,政府部门应该鼓励和支持高水平中西医结合团队的建立,让西医的博士、各个医院的科主任脱产学习中医,可借鉴陈可冀院士、吴咸中院士前辈们"脱产加入西学中班"的中医学习方式。在完善学术体系方面,要夯实理论基础,创建中西医结合学科及其配套教材,完善各个医科大学西医教材中的中医部分,课程要成体系,不能只是一本《中医学》。建立对从业中西医结合人员的法律保护体制,改善基层医院的待遇,加强基层中西医结合的推广。王教授表示,我们不能按照西医学的标准去衡量中医学,我们可以借鉴西医学的标准逐渐建立符合中医学特点的衡量标准。我们可以借鉴循证医学、系统评价的理念,在已经建立的中西医行业标准规范临床路径上,不断完善中西医结合医学,形成相对独立的知识体系,增加新的规范的指南和共识作为标准和参考。形成病证结合,辨证结合辨病,审证求机(因),结合体质,微观结合宏观的中西医诊疗模式。

三、中西医结合诊疗模式

王教授表示,制订中西医诊疗模式的宗旨在于,监测疾病的早期指标,进而早期干预、早期治疗,最终达到治未病的目的。王教授说,中医学中的整体观念、辨证论治两大基本原则都是重视人体防御功能,并运用扶正、祛邪两大法提高机体的免疫能力。中医学中的正气学说与西医免疫系统的正常功能相似。扶正,在于改善或恢复患者的神经 - 体液调节,加强机体抗病性生理反应,促进患者组织器官的功能、代谢和形态结构的改善或修复；祛邪，在于抑制甚至消除病因，抑制或消除病原体对机体的损害，减轻或消除各种损伤障碍现象，加速代谢产物的排泄等。

中西医诊疗模式分为两大模块。首先是诊断，王教授提出了五辨诊断法：即辨病、辨证、辨分期、辨体质、辨精神神志，再根据发病的季节，发病的诱因，患者的生活环境、工作环境、家族病史以及体质，对患者当下的病症作出综合的、系统的辨证。比如吴咸中院士的中西医结合治疗急腹症的新体系，初期通里攻下，运用大承气汤或清胰陷胸汤加减；进展期清热解毒、活血化瘀，运用清胰汤、清胰承气汤加减；恢复期运用大承气颗粒加减，这也是辨病、辨证、辨分期的体现。又如乙型肝炎病毒相关性肾炎的诊治，王教授提出早期、中期、稳定期和晚期四期分型辨治法，并提出了四期分型辨治方案。早期患者感染湿热疫毒，侵犯人体，湿热蕴结，日久湿热郁久不解，化生热毒，热毒灼伤肾络，导致湿热、热毒、瘀血互相胶结难去，治以清热利湿；中期患者疾病缠绵，正虚邪恋，肝病相对稳定或肝病同时，湿热疫毒瘀血侵及肾体肾络，肝病及肾或肝肾同病，此期，有肝病重于肾病、肝肾同病、肾病重肝病轻三种情况，患者病情缠绵，湿热疫毒损伤治以健脾益肾、清热利湿为主；稳定期患者主要以本虚为主，病程较久，湿热疫毒已退，脾肾之气未复，或为早、中期经正确治疗，患者湿热疫毒瘀血的标证得解，但脾肾正气亦现匮乏。本期重在本虚，应注重以健脾益肾为主；晚期即肾衰竭期，应以补益脾肾或阴阳双补，泄浊解毒为主。清热利湿、补气健脾、补肾、活血化瘀的中药能达到扶正祛邪、调节机体免疫功能的作用。

再者是治疗方案，中西医结合工作重点在于研究和探索出最佳治疗方案，使得临床治疗达到疗效最大化，成本最低化，便于推广应用。治疗方案有：①中药西药联合治疗，比如中药在治疗慢性肾脏病方面有其优势，中药能减轻西药对人体的毒副作用。中药可以减轻激素引起的痤疮、满月脸、水牛背、高血糖、骨质疏松等副作用。同时中药还可以纠正免疫抑制剂的副作用,比如雷公藤多苷、环磷酰胺、环孢素等引起的消化道的症状、骨质疏松,以及贫血、粒细胞和血小板的减少等血液系统的损伤。中药还可以提高人的免疫功能,改善免疫抑制剂引起的免疫功能下降;中药还可以改善感染引起的肾病复发或加重。感染之后容易诱发或者是加重肾脏病,中药可以减轻感染的潜在风险同时降低感染的发生率,以减少肾病的诱发因素。②中药的优先选择,对于慢性胃炎的胃胀、胃痛、失眠多梦患者有症状,但西医检查无异常的患者,运用中医的辨证论治往往可以减轻患者的痛苦。又如巩堤丸方具有抑菌、提高免疫力等综合作用,从而对于尿路感染(劳淋)属于脾肾阳虚,西药治疗不彻底造成尿路感染慢性化的患者具有良好的治疗作用,还可用于慢性尿路感染缓解期的治疗。再比如慢性肾病患者一般久病入络,久病必有瘀血,久病必致肾络瘀阻,中药对这些情况有很好的改善作用。肾络瘀阻的表现包括,外观上患者身上有出血点,如过敏性紫癜,舌象有瘀斑、瘀点,固定部位的疼痛,月经有血块,色素沉着,这些是我们中医的"有诸内必形诸外"的临床表现。西医病理上可以表现为,免疫复合物的沉着,出血倾向,血液黏度升高,血脂增高,纤维蛋白原增加,基底膜增厚,尿液中纤维蛋白降解产物代谢产物增加,肾小球纤维化、硬化,这些都属于中医瘀血和癥瘕的范围,也是中医中药活血化瘀治疗的指征,王教授指出活血化瘀治法可以贯穿肾脏病治疗的始终。③中药西药联合运用的时机选择,王教授说:癌症患者在接受放疗、化疗后出现免疫功能低下时,配合中医中药治疗往往可以改善患者的免疫力和胃肠功能。

四、结语

王教授指出,"中西医结合"是通往"新医学、新医药"的桥梁与纽带,是这一进程中不可或缺的过渡形态。中西医结合医学的学科建设,将是一个漫长的研究、探索与建设发展历程。正如习近平总书记指出的："我们要继承好、发展好、利用好传统医学,用开放包容的心态促进传统医学和现代医学更好融合。"

（主审：王耀光,整理：高玉萍　田淑梅　边育红）

第九章
中西医结合模式与中医证候动物模型研究的探讨

——董竞成教授

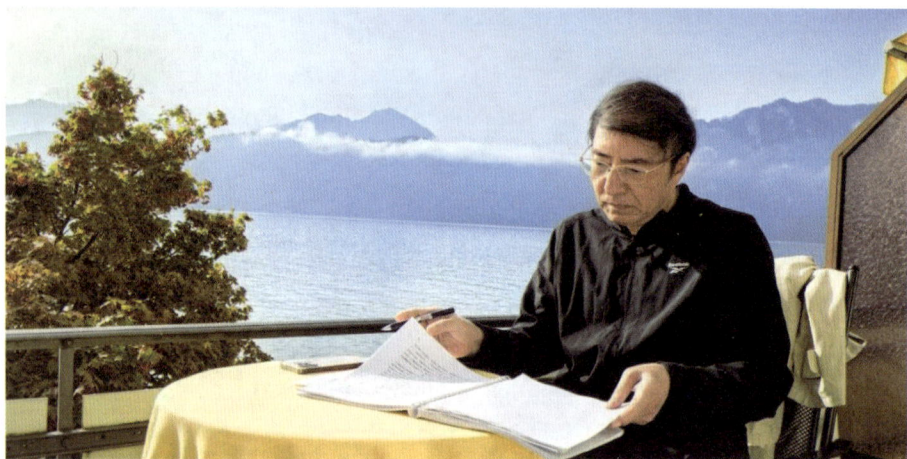

复旦大学附属华山医院董竞成教授

专家简介：董竞成，教授，主任医师，博士生导师，博士后合作导师，上海市第十三届政协委员，复旦大学中西医结合学科带头人，复旦大学中西医结合研究院院长，复旦大学临床医学院中西医结合学系主任，复旦大学附属华山医院中西医结合科主任，复旦大学中西医结合（临床）博士后流动站站长。中医药传承与创新"百千万"人才工程（岐黄工程）岐黄学者，世界卫生组织复旦大学传统医学合作中心主任，国家重点基础研究发展计划项目首席科学家，原卫生部国家临床重点专科负责人，教育部高等学校中西医结合类专业教学指导委员会委员，中国中西医结合学会呼吸病专委会主任委员。主编《中国传统医学比较研究》《海派中医-恽氏中西医汇通》等著作6部,发表论文250余篇,主持省部级以上项目近20项,包括国家重点研发计划2项。作为第一完成人获得省部级以上奖项5项。

摘要:中医药是中华文明的瑰宝。中西医结合逐渐在中国乃至全世界显现出不可或缺的地位,作为未来医学发展的方向,中西医结合正在发挥重要作用,董竞成教授(以下简称董教授)指出,中西医结合既要传承更要创新,发展中西医结合,国家政策是引领,诊疗模式是关键,临床疗效是根本,理论建设是保障。

访谈:2020年8月8日,天津中医药大学诚邀董教授参加“中西医结合诊疗模式研讨会”,共话基于“病证结合、辨证论治”的现代中西医诊疗模式研究新进展。董教授表示:中医辨证论治有7种模式,其中3种属于中西医结合范畴,中西医结合要在中医临床疗效评价上“守正创新”,坚持中医“疗效本体”理论,并强调中医证候动物模型研究是中西医结合发展的必备条件。通过此次交流,深刻体会到董教授对中西医结合的独到见解,现将访谈内容予以整理以飨读者。

一、中西医结合模式

现代中医辨证论治模式基本有以下七种,分别为:①基于西医学疾病诊断基础上的辨证论治(中西医病证结合);②基于中医病机的辨病(西医学疾病)论治;③中西医结合“疾病-表型-证型”辨证论治;④中医辨证论治;⑤辨中医“病”基础上的辨证论治(中医病证结合);⑥中医辨病(中医病名)论治与专方专药;⑦中医对症治疗。

其中,第①~③条属于中西医结合范畴,故下文主要阐述此三种中西医结合辨证论治模式:第①条为:西医诊断+中医诊断+中医治疗;第②条为:西医诊断+中医治疗;第③条为:西医学疾病诊断+西医学表型+中医辨证+中医治疗。

1. 基于西医学疾病诊断基础上的辨证论治

基于西医学疾病诊断基础上的辨证论治,是基于微观层面的诊断方式,在此基础上进行中医宏观辨证,进行中医辨证前,患者已经具备了很大程度的同质性,增加了辨证的准确性和针对性,但在此模式下有两个概念需要予以特别注意,即同病异证和异病同证。中西医病证结合的模式既能掌握疾病的内在规律,发展和转归,又能进行中医辨证论治,两者结合,取长补短,在一定程度上避免了疾病的失治误治,与循证医学的理念暗合。

2. 基于中医病机的辨病论治

临床上有些疾病以辨病论治为主,不必过分强调辨证论治。还有些疾病,早期无证可辨,或虽有表现但通过中医学望、闻、问、切得来的四诊信息无法准确表达病机,导致治疗效果差强人意,这就需要进行辨病治疗。但由于中西医理论上的差异,西医学的疾病检查结果很难直接成为中医学处方用药的依据,加之"探视法"的不确定性,一定程度影响了中医学"辨病论治"的发展。

3. 中西医结合"疾病 - 表型 - 证型"辨证论治

在中西医结合"疾病 - 表型 - 证型"联合诊断下进行精准辨证,即在西医学疾病、表型明确诊断的基础上进行中医学辨证论治。让西医学所重视的生化指标、影像资料、功能检查等参与中医学证候的辨证细化,让中医学个体化的辨证分型参与西医学的疾病分类。在疾病病理生理特点高度同质性的基础上,进行中医学望、闻、问、切的宏观辨证论治,让纳入群体的症状表现、内在病理生理特点、拟解决的主要临床问题更加明确,即西医学病理生理变化 / 中医学病机更加纯粹,总结提炼出可以概括其实质内涵的中西医结合"证型 - 表型"的概念。

二、中西医结合模式的现状、瓶颈

1. 中医证候与西医学指标相关问题

中医证候是基于中医理论的一种疾病分类方法,依据是望、闻、问、切收集的宏观四诊信息,"证"的依据是四诊信息反映的内在病机,内在病机是否与西医学关注的生理、生化、影像、功能等微观指标相关,是否以此预测中医病机的变化特点和规律,并以此辅助中医辨证和评价辨证论治的效果,是中医证候与西医学指标相关性研究关注的主要问题。

2. 中医证候与西医疾病分类的相关问题

随着研究不断深入,西医学发现疾病在致病危险因素、临床表现、病理生理学表现、影像学表现、疾病进展、对症治疗后的反应及预后方面存在明显差异,即疾病的异质性逐渐引起医学界的关注。中医证型研究在某种程度上,是对疾病异质性的一种分类,提倡循证医学的西医学是否可以采纳疾病现成的分类——中医证型,从而避免耗费大量精力研究探寻疾病的表型,也是当下必须面对的问题。

3. 中西医结合方法在治疗中的相互作用

目前,中西医结合治疗时,现代医药与中药同时服用。但需要注意的是,西医学对症治疗起效迅速,患者的症状体征可能很快消失,其内在生理病理状态也发生相应改变,即有些病证可能几天后中医辨证论治的依据消失,或改变了疾病的中医"病机",中医治疗是否需要进一步辨证论治;单用西医学治疗对病证有什么影响,治疗前后的中医证候变化规律如何,西医学的治疗改变了哪些中医"病机",西医学治疗是否可以作为中医辨证论治的哪部分功效体现等问题亟待解决。

三、中西医结合模式的建议

1. 在中医临床疗效评价上"守正创新"

几千年来经验表明,中医学辨证治疗疾病的疗效是客观的,但中医学在治疗某具体病证时如何起效,却需要医学界予以关注和揭示。即要制定形成与时代特点相适应的、能体现中医治病客观性疗效的指标体系。中医学源于中国传统文化和临床实践,主要理论基础与中国哲学的理论基础如出一辙。正是中医学所具有的技术和文化双重属性,处于"道法自然"的存在状态,决定了历史上中医学并没有形成独立的关于临床疗效的专用话语体系,而是充满了明喻或隐喻,患者对临床疗效的预期也不尽相同。

近现代以来,随着西医学的涌入和自然科学的普及,医学环境和语言发生了重大变化,一定程度造成了外界对中医药是否有效的质疑。从疗效指标层面看,人们主要质疑的是历史上形成的判定中医药疗效的指标体系是否可靠。换言之,人们似乎更期望中医学能在原有疗效评价体系的基础上,增加西医学的疗效指标。但也毋庸讳言,目前医学界对于中医有效性的评价更多的是基于制备药物、化学分析、生物活性评价、动物模型、临床试验等生物医学过程的评价,而在一定程度上忽视了中医学固有的疗效评价体系和语言表达。

2. 中医学"疗效本体"的稳定性与疗效指标体现形式的时代性和多样性

一种医学体系的"疗效本体"是由患者的"最基本需要"和"根据该医学理论治疗后预期出现的疗效"两部分组成。如在新发恶性传染病、死亡率和致残率高的疾病、慢性进行性疾病面前,保住患者生命、促进重症患者向轻症转变,是具有普适性的,在很大程度上决定了中医药长久存在的独特价值,也是中西医学在疗效认同上可以最先达成共识的部分。用中医学独特的语言描述疗效,如阴阳平衡和针刺得气,患者则需要一定的中医学文化背景,否则会产生理解困难,也可能会造成中西医学在疗效评价上的隔阂,因为"一种文化背景之下的专家认为非常有启发性的变化及特色,在另一种文化背景之下的专家眼中可能毫无意义,或者根本不存在"。这就需要社会普及中医药文化,明示中医药的疗效语言特点。概言之,中医学"疗效本体"是"正"需"守",其具体的疗效指标体现形式则是"新"需"创"。

四、中医证候动物模型研究的现状

中医证候动物模型研究是中西医结合发展的必备条件,应当努力挖掘并研究。目前中医证候动物模型约可分为以下三类:①中医病因型模型,即根据中医病因病机研制动物模型,分为单因素造模与复合因素造模两类;②西医学病理型模型,即根据西医学病因病理研制动物模型;③中西医病证结合模型,包括多因素复合模型和西医学疾病模型中"证"的模型。三种模型由于切入点和针对性的不同而各有优缺点。

1. 中医病因型模型

《仁斋直指方论·得病有因》曰:"治病活法虽贵于辨受病之证,尤贵于问得病之因。"在中医辨证论治中病因的角色至关重要。但中医病因具有复杂性和描述语言隐喻化的特点,部分中医病因存在非特异性以及与中医证候之间的非线性对应关系,这些给中医病因模型的量化和标准化复制带来困难,在一定程度上影响了中医病因证候模型本身属性的稳定性、可重复性和精准对应性。单因素模拟病因相对容易控制,但其所得中医证候模型相对单纯,与临床中复杂性疾病的中医证候产生原因和表现形式存在差异。且有些单因素"证因"看似与某证候关系密切,但也有可能是其诱因。而复杂性病因在模拟时要注意各组成部分间的构成比例和相互的交叉关系,在评价时要注意主证和兼夹证的鉴别,并作合理分析。

2. 西医学病理型模型

药源性疾病是指药物在使用过程中引起人体功能的异常或组织结构

的损害而出现各种临床症状的疾病,即药物不良反应在一定条件下产生的后果。同样,如果从中医理念出发对这些由于药物作用而出现的各种症状和体征进行分析辨证分型,则可根据中医病因学说将之命名为"药源性证候"。

严格说来,大部分病理型模型应该属于西医学治疗过程中的"副产品"——当然是需要临床给予关注的"副产品",比如造模结果多为一些药物、手术等的不良反应或继发反应。但从某种角度看,这些"副产品"与中医证候产生的病因条件可能存在较大出入,其是否符合相应中医证候还存在争议。

3. 中西医病证结合模型

该模型吸收了中医病因学说和西医学疾病模型的经验并将之结合,吻合中医临床中证和病的相互依附性,似乎更符合目前的大部分中医临床实际。尤其对已经建立的西医学疾病模型进行中医辨证论治可以动态观察证候动物模型的生物表征和微观指标,中西医病证结合模型可能是中医证候动物模型研究的未来发展趋势。其中复合因素建立中西医病证结合模型,根据不同的研究目的可分为如下4种模式:①中医理论指导下建立中医的"证",然后在证的基础上建立西医学疾病模型;②将西医学疾病的造模因素与中医学证的造模因素同时施加于动物,以产生病证结合动物模型;③在疾病模型成功建立的基础上施加中医"证"的造模因素,以诱发或促使疾病基础上中医证候的出现;④对西医学疾病模型进行中医"辨证"。

五、结语

董教授针对当今中西医结合模式及中医证候动物模型研究的现状和瓶颈提出了个人见解,中西医结合模式应在中医临床疗效评价上"守正创新",以取得患者的高度认可,且疗效指标应体现医学理论的特点,与医学理论同频共振。中医证候动物模型应开展基于临床试验设计模式的动物中医证候临床研究,并制定规范化的标准。中西医结合是未来医学发展的方向,既要传承更要创新,以为维护我国和世界人民的健康做出贡献为最终目标。

（主审：董竞成，整理：金昱彤　王怡杨）

第十章
从病证结合角度论肿瘤的中西医结合治疗
——贾英杰教授

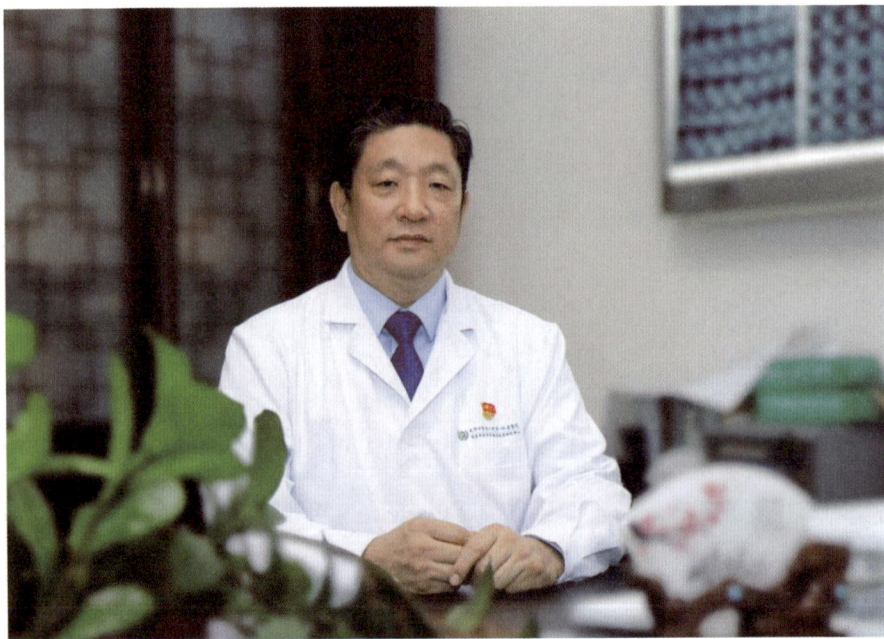

天津中医药大学第一附属医院贾英杰教授

专家简介:贾英杰,中共党员,医学博士,教授,博士生导师,全国名中医,天津中医药大学第一附属医院主任医师,获国务院政府特殊津贴,天津市劳动模范,天津市名中医,天津市"十佳"医务工作者,第六、七批全国老中医药专家学术经验继承工作指导老师,中国抗癌协会肿瘤传统医学专业委员会前主任委员、天津中医药学会肿瘤专业委员会名誉主任委员、天津市抗癌协会副理事长,《中草药》《中国肿瘤临床》《中医肿瘤学》《肝癌》《天津中医药》等杂志编委,多年来承担各级科研课题 40 余项,主编学术专著 5 部,发表专业学术论文 300 余篇。

摘要:贾英杰教授(以下简称贾教授)认为,在肿瘤的中西医结合治疗中必须坚守中医思维,要从病证结合的角度来认识中西医结合治疗肿瘤。目前,虽然中西医结合治疗肿瘤取得了一定的进展,但还有许多问题需要进一步探讨和完善。针对中西医结合治疗肿瘤现存的问题,贾教授主要从以下四个方面进行了论述:中医的历史积淀奠定了中医肿瘤学科的根基、肿瘤的中西医结合临床诊疗现状及存在问题、中西医结合治疗肿瘤需要的临床新切入点、中西医结合治疗肿瘤的新理念及思考。

访谈:在执行中国工程院咨询研究课题("中医与西医的整合"研究课题以及"建立基于'辨证论治、病证结合'的现代中西医结合诊疗模式研究"课题)过程中,课题组对贾教授进行了专访。贾教授认为在肿瘤的中西医结合治疗中必须坚守中医思维。肿瘤是当今世界上严重危害人类生命健康的疾病之一。贾教授认为通过病证结合治疗肿瘤体现了中西医结合治疗的优势与特色。从整体观和动态观来看,肿瘤是全身性疾病的局部表现,肿瘤的发病是一个复杂的动态变化过程,肿瘤的病理特点决定了其发病过程中临床表现的多样性和复杂性,我们不能只看病、证的某一方面。在综合治疗观中,肿瘤为临床难治病,中医强调在肿瘤治疗中应"杂合以治",西医强调"综合治疗",两者应该相互配合。在辨病与辨证中,肿瘤又是一大类疾病的总称,不同的肿瘤具有不同的病理特征和临床表现,但也存在明显的共性特征。故在临床中,我们需要从病证结合的角度来认识肿瘤的中西医结合治疗。现就贾教授的访谈内容整理如下,以飨读者。

一、中医的历史积淀奠定了中医肿瘤学科的根基

1. 中医肿瘤学的概述

中医肿瘤学是指在中医理论指导下,研究各种肿瘤性疾病的病因病机、临床特点、辨证论治规律及预防康复保健等的一门临床学科。数千年

传统中医的历史积淀成就了中医肿瘤学科。中医肿瘤学是一门"既古老又年轻"的中医临床学科,它在传承历史经验中借鉴精华,在结合现代医学成果中不断发展。在历代医家的论述中,记载了肿瘤的病灶、症状、病因、预后和鉴别等内容。将其病灶记载为"癌者,上高下深,岩穴之状……毒根深藏,穿孔透里";将其症状描述为"噎枯在上,咽喉壅塞,饮虽可入,食不能下;膈枯在下,胸臆痞闷,食虽可入,至胃复出";将其病因归属于"夫痈疽疮肿之所作也,皆五脏六腑畜毒不流则生矣,非独因荣卫壅塞而发者也";将其预后论述为"凡癥坚之起,多以渐生,如有卒觉,便牢大自难治也。腹中癥有结节,便害饮食,转羸瘦";将其疾病鉴别论述为"其病不动者,直名为癥,若病虽有结瘕,而可推移者,名为瘕。瘕者,假也,谓虚假可动也"。正是这些中医肿瘤论述的记载与传承,指导了现代临床研究,推动了中医肿瘤学科的形成。

2. 中医治疗肿瘤

中医药特色确定了中医肿瘤学科的定位。在癌前病变、癌瘤早期、癌瘤中期和癌瘤晚期中都有中医药参与,同时扶正祛邪的治则贯穿于肿瘤防治的全过程。在围手术期前后,中医药可预防肿瘤的发生和减轻手术的不良反应;在放化疗、靶向治疗和免疫治疗阶段,中医药可减轻放化疗毒副作用、抑制肿瘤生长、减轻临床症状和延长生存时间;在放疗化疗后,中医药可维持治疗效果;在术后,中医药可减少肿瘤复发转移。在肿瘤的临床治疗中,中医药主要采用扶正培本、祛邪解毒、扶正祛邪治则,可起到鼓舞正气、邪去正复、标本兼治等作用。在传统的经典处方中,小金丹、西黄丸和大黄䗪虫丸可治疗肿瘤;云南白药、失笑散和当归四逆丸可缓解疼痛症状;五苓散、小陷胸丸和葶苈大枣泻肺汤可减轻胸腹水症状;旋覆代赭丸、六神丸和十全大补汤则可减轻手术、放化疗的副作用。

3. 中医治疗肿瘤的发展与共识

经过几十年和几代人的努力,中医药在肿瘤治疗中已取得许多成果,中医肿瘤学家们已初步完成学科赋予的任务。中医药在肿瘤的防治中，可起到抑制肿瘤增长、稳定瘤灶，对放疗、化疗增效减毒，防治并发症，预防肿瘤的转移与复发，维护患者生活质量等作用。同时研发出了治疗肿瘤的有效方剂，在临床中发挥了重要作用，比如辨病用药中，针对肝癌患者的金龙胶囊、肝复乐，针对食管癌患者的安替可、消癌平片，针对肺癌患者的益肺清化膏、金复康；辅助治疗用药中，针对化疗的健脾益肾冲剂、十一味参芪颗粒和针对放疗的安多霖胶囊、养阴生血合剂；对症用药中的生血药物：生血丸、生血宝口服液和复方阿胶浆。

我国部分中西医肿瘤专家经调研后得出共识：中医药治疗肿瘤发挥着重要的作用，其中最为肯定的是在维持治疗期和姑息治疗期。在用药方面，中药新药治疗恶性肿瘤可以分为治疗用药、辅助用药、改善症状用药。肿瘤治疗用药是指单独应用可使肿瘤缩小、疗效持续稳定或延长生存期及配合常规西医治疗可提高疗效的药物。辅助用药目的是在不影响放疗、化疗等西医学治疗方法疗效前提下，减轻常规治疗方法所致的不良反应，同时重视生活质量的提高。改善症状用药则是为了提高肿瘤稳定率、改善疼痛等症状，提高体力状况。

二、肿瘤的中西医结合临床诊疗现状及存在问题

1. 肿瘤的中西医结合临床诊疗现状

医疗工作者在肿瘤的中西医结合诊疗方面虽做了大量的工作，取得了公认、可喜的成绩，但临床中存在肿瘤的发病率持续攀升、肿瘤治疗手段仍存在局限性、治疗后不能得到令人满意的疗效、毒副反应令人难以接受、现阶段仍存在无效治疗与过度治疗和巨额的医疗费用等问题，并且中西医结合诊疗存在缺乏原始创新、缺乏规范研究、低水平重复、研究手段单一和缺乏深度研究等问题。因此贾教授提出肿瘤的规范化治疗是永恒的主题，应该竭尽全力做到规范性的综合治疗。同时由于地区发展的不平衡，很多边

远地区肿瘤诊疗仍不规范，多数患者未能得到合适的治疗，这种无法令人满意的状况不容忽视。

2. 肿瘤的中西医结合规范化治疗及展望

截至2020年，肿瘤的中西医结合诊疗指南需要完善，中西医结合治疗肿瘤需要规范化。中西医结合肿瘤临床规范化标准的建立是提高中医肿瘤临床整体水平的关键，是中医肿瘤临床研究与国际接轨的关键。肿瘤的中医规范化治疗方案是为中医治疗肿瘤提供一套系统、成熟的治疗策略，它可以帮助医生和病人做出有利于治疗的决定，能为临床实践中的有序诊疗奠定良好基础，可使患者在治疗中获得更好的效果和减少医疗费用。中医肿瘤规范化指南应体现正确性、可靠性、可重复性，以及临床上的可操作性、灵活性特点，符合多学科参与、公开、求证、文件化的原则。指南应基于专家一致性意见和临床诊疗证据，还要征求专家意见、建议，制定相关指引；专家意见是经验性而非分析性，是非结构化、非正式的；对于不同观点，专家还应参加专题会议，取得一致性意见；临床诊疗证据应系统评估结论汇总形成临床诊治规范和指导阶段性临床行为。中医肿瘤规范化治疗方案应以中医治则治法为切入点，以最优的临床证据为制定的基础；要以具备科学性、可重复性、可操作性和保持一定灵活性为原则；要与时俱进、定期更新，不能束之高阁；要根据患者情况灵活掌握，加大推广和普及力度。贾教授还提出，肿瘤的中西医结合规范化治疗，要以辨证论治为指导思想，要"宏观辨证"与"微观辨证"相结合，要使主观判断向客观化、标准化过渡，最后要建立中医辨证与微观辨证相结合的辨证体系。

三、中西医结合治疗肿瘤需要的临床新切入点

1."减毒增效"新思路

现代治疗对"减毒增效"提出了新的更高要求，这是区别于原始的中

药与西药单纯配合使用的情况。比如在化疗间歇期,我们要注重患者生活质量的维护;在化疗后要注重患者骨髓抑制"防重于治";在消化道反应的防治中,我们要更重视患者食欲的恢复;对于患者免疫功能方面,我们要更加注重患者免疫功能的终身维护。在患者化疗后容易出现痞满、呕吐等症状,西医学运用胃肠动力学药物给予治疗,中医则运用半夏泻心汤通过辛开苦降、寒热平调、散结除痞,达到痞呕下利诸症自除、标本兼顾的效果。在肿瘤患者免疫功能的终身维护方面,中医药发挥出了重大作用,中医药通过扶正祛邪,调节机体阴阳平衡,达到增强正气和祛除病邪的作用。对于肿瘤治疗后出现的一些棘手症状,如癌因性疲乏,中医药可采用生脉散、黄芪生脉散等方药辨证施治,从而来缓解患者在化疗间歇期出现的癌因性疲乏症状。这些都给我们在肿瘤的临床治疗中提供了"减毒增效"的新思路。

2. 临床新的切入点及成果

根据中医"治未病"的思想,我们要探索中医药配合化疗"择时给药",要寻找临床新的切入点,以达到最佳临床效果。贾教授课题组在非小细胞肺癌的防治研究中,选取合格病例,采用多中心、随机化的方法,探究消岩汤配合化疗治疗气虚毒瘀型非小细胞肺癌的临床疗效,研究结果表明消岩汤配合化疗治疗气虚毒瘀型非小细胞肺癌,可以提高患者生活质量及免疫功能,能够提高化疗完成率,缓解临床症状,其中化疗前 7 天使用消岩汤效果最佳。在艾灸治疗化疗所致骨髓抑制的现状及经穴分析中,课题组通过实验研究得出如下结论:环磷酰胺对肿瘤具有明显的抑制作用,同时对免疫系统具有严重的损伤;艾灸治疗可以减轻移植瘤引发的炎症反应;艾灸的作用明显优于普通热刺激;艾灸对荷瘤小鼠的细胞免疫、体液免疫具有正向调节作用,可以促进 T 细胞生成与活化,促进成熟 B 细胞的生成与活化。

四、中西医结合治疗肿瘤的新理念及思考

1. 肿瘤诊疗理念的变化

随着肿瘤治疗理念的更新,中西医结合治疗出现了可喜的对话平台,这体现了医学的进步。人们慢慢认识到肿瘤是一种慢性可控制性疾病;人们的健康观念发生了转变,更加关注生存质量;"带瘤生存"的理念也逐渐被人们接受;同时在辨证论治理论指导下的个体化治疗在靶向治疗和免疫治疗中得到了最好的诠释,这是中西医结合治疗疾病的典范。中医长期治疗肿瘤的方法转变为:长期计划与短期安排结合、伴随治疗与定期复查相结合和关注中药毒性及药物经济学。肿瘤的治疗理念也发生了变革:重视肿瘤患者宿主因素的研究和评价,加强宿主抑制肿瘤的能力,而不是仅考虑直接杀灭肿瘤的办法,这也许是肿瘤治疗新战略的体现。肿瘤治疗策略也发生了本质变革,从以抑制肿瘤细胞增殖为目标,转变为以阻断肿瘤发展和转导过程中的分子生物学事件(涉及基因、受体、生长因子和激酶等)为目标。正是这些诊疗理念、策略的变化,促进了肿瘤临床治疗疗效的提高。

2. 理念的变化为中西医结合搭建了平台——分子靶向治疗

肿瘤分子靶向治疗就是在分子生物学及遗传学的基础上,利用肿瘤组织或细胞所具有的特异性结构分子为靶点,使用能与这些靶分子特异性结合的药物,靶向性地杀伤肿瘤细胞。临床治疗也越来越个体化,从而达到阻断癌变和增殖,或使迅速生长的肿瘤发展变成慢性过程,使患者保持良好的生活质量、能够正常工作。从中医辨证论治基本原则来说,个体化是疾病疗效提高的必然途径。同时中医"同病异治"和"异病同治"的实践恰好使今天的靶向治疗得到最好的诠释。正如孙燕院士所说,从历史的角度来分析,分子靶向药物治疗的理念早已在中医的医疗实践中表现得淋漓尽致。肿瘤分子靶向治疗重现了中医科学思维,肿瘤诊疗理念发生的变化

为中西医结合防治肿瘤搭建了平台。

五、结语

　　贾教授强调,在中西医结合防治肿瘤方面,我们要注重整体与局部、辨证与辨病、扶正与祛邪、治标与治本和根治与姑息五大关系。中医治疗肿瘤以整体观与辨证论治为主,注重疾病的症状与体征,注重疾病对全身造成的影响,治疗则强调扶正固本,调理阴阳,祛邪解毒;西医治疗肿瘤则以疾病本身为主,注重疾病的分期、病理和治疗,注重疾病带来的痛苦症状,治疗则强调杀死癌细胞,调节免疫功能,抑制肿瘤。中医和西医虽然理论上不是一个体系框架,但在肿瘤的防治中,我们要加强两者的结合,使两者在肿瘤的临床诊疗中达到疗效最大化。

（主审：贾英杰,整理：徐喆　王怡杨）

第十一章
"以人为本，守正创新"推动中西医结合医学发展

——尚东教授

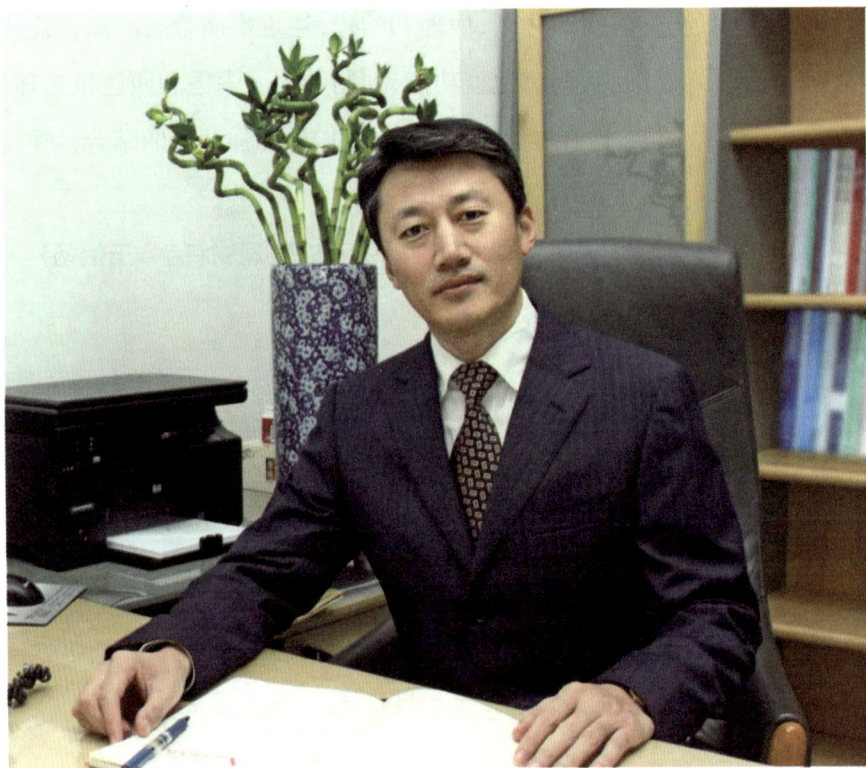

大连医科大学附属第一医院尚东教授

专家简介：尚东，二级教授，博士生导师。大连医科大学中西医结合研究院（学院）院长，附属第一医院副院长。辽宁省特聘教授，中西医结合临床国家重点学科、中西医结合辽宁省"世界一流学科"带头人，全国高校黄大年式教师团队、国家区域中医（外科）诊疗中心、中西医结合急腹症外科

国家临床重点专科、辽宁省胆胰疾病中西医结合治疗中心、辽宁省科技厅中西医结合治疗重型急腹症重点实验室负责人。担任国务院学位委员会第八届中西医结合学科评议组成员、教育部高等学校中西医结合类专业教学指导委员会委员、中国中西医结合学会第八届理事会常务理事、中国中西医结合学会普通外科专业委员会主任委员等。主持科技部重点研发计划等国家级课题6项。发表论文百余篇,著作12部。制定行业标准9项,授权专利9项。获得国家、省、市级各类奖项18项。

摘要:中西医结合的诊疗模式在治疗疑难重症和慢性病等方面具有明显优势,应加强对中西医结合高层次、复合型人才的培养,促进病证结合诊疗标准及临床路径的规范化,真正做到将中西医结合诊疗模式推广,更好服务社会和人民。

访谈:为明确"当代中国医疗环境下中西医结合医学的现状与意义""实现中西医结合医学发展的关键策略问题"以及"中西医结合医学的具体实践方式"等问题,中国工程院设立了"建立基于'辨证论治、病证结合'的现代中西医结合诊疗模式研究"课题。在课题执行过程中,课题组访谈了尚东教授(以下简称尚教授),并针对中西医结合诊疗模式研究现状及发展方向等关键性问题,进行了深入的探讨。

一、中西医结合模式现状

1. 存在"机械性"结合的情况

中西医结合是中医与西医优势互补的结晶,但目前中西医结合诊疗模式中仍存在"机械性"的中西医结合诊疗,并没有真正结合。例如在一些医院,仍存在着在西医诊疗的基础上配合使用中药此类初级的中西医结合诊疗模式。如何更深刻地理解中西医结合诊疗模式,让中西医结合诊疗模式在急、慢性病中充分发挥其优势成为难点,这需要多学科协作和各单位、各中心的合作,进一步深入探索。

2. 高层次、复合型人才的紧缺

目前最常见的中西医结合诊疗模式为病证结合，即西医辨病、中医辨证。相对于"机械性"中西医结合，该模式并非将西医与中医简单叠加，而是力求 1+1＞2 的诊疗效果，得到了广大专家的认可。但当下既掌握西医的辨病，又掌握中医辨证论治的高层次、复合型人才相对不足，其中精通中医辨证论治的中西医结合人才尤为紧缺。

二、中西医结合诊疗模式的拓展研究

中西医结合诊疗模式仍有许多内容有待研究。例如：需要进一步规范病证结合方式、中西医结合诊疗标准如何客观化、在回顾性及前瞻性的研究中如何形成规范指南、临床中的中医辨证如何从循证医学的角度客观化等。

1. 中西医结合诊疗模式中的基础研究

在基础研究方面，从证的角度进行客观化研究尤为重要，尚教授以大连医科大学中西医结合治疗外科急腹症为例，依据理法方药，遵循"六腑以通为用"的医理，运用中医四诊仪及自主研发的现代中医诊疗设备"自发声经络感应测诊系统"，对面部、舌象、声音及脉象进行辨识，将表现为阳明腑实证的急腹症病人的临床表征客观化。此外，应用西医的先进技术解读中医的不同的证候。例如在阳明腑实证的研究中，采用整合组学技术，如蛋白质组学、宏基因组学、微生态组学、代谢组学和表型组学等，从分子层面系统地解析阳明腑实证的生物学特征。从同病异症、异病同症中抽提出共同的表型组学的特征，以此解读中医证候。结合现代科学技术，解读中医证候，例如应用整合组学方法对重症急性胰腺炎阳明腑实证进行深入研究，发现 S100 蛋白家族对急性胰腺炎严重程度有较好的预测作用，由此获得发明专利，并自主研发对重症急性胰腺炎进行早期快速检测筛查的试剂盒。

2. 中西医结合诊疗模式中的临床研究

在临床研究方面,尚教授通过急腹症及中西医结合外科相关疾病,解读了病证结合的中西医结合诊疗模式,其中贯穿了中医整体观和辨证论治的特点,同时也融入了西医微观、精准、微创的特色。根据病程的演变规律,分期进行辨证施治,先治标后治本,最后标本兼治。

例如对于重症急性胰腺炎,按照病情发展规律,分为急性期、感染期和恢复期,其中急性期以阳明腑实证为主,而急性重症胆管炎,急性复杂肠梗阻、急性化脓性阑尾炎等疾病也常常有阳明腑实证。这体现了中医异病同证的特点,虽疾病不同,但病证结合后其治法均选用通里攻下法,方剂选用大承气汤等进行治疗。从西医角度出发,不同疾病的治疗方案均不相同。中西医结合的病证结合诊疗模式有别于单纯中医或单纯西医,而是基于中医辨证的基础,针对疾病不同的时期、发展阶段及中医证候,结合西医,进行有机的辨证诊疗。在重症急性胰腺炎急性期,针对阳明腑实证,应用自主研发的清胰颗粒通里攻下,同时结合西医治疗技术包括液体复苏等,采用中西医结合方法治疗重症急性胰腺炎,能够有效改善阳明腑实证。对于胆源性胰腺炎的胆道、胰管梗阻,结合内镜逆行胰胆管造影进行治疗;感染期出现热毒炽盛,采用以痈论治,通过中医消法、脱法、补法,应用自主研发的通腑泄热解毒颗粒,同时结合西医精准的多镜联合微创治疗技术,能够缩短感染期;对于恢复期出现的脾胃不和、气血两虚,采用自主研发的院内制剂芪归补益颗粒,调和脾胃、扶正固本,增强患者免疫力,促进病人加速康复。中西医结合治疗重症急性胰腺炎充分体现了病证结合诊疗模式,根据重症急性胰腺炎的不同发展阶段,呈现不同的证候,采用西医辨病、中医辨证,进行病证结合的中西医结合诊治,多中心临床研究的结果显示,可降低并发症发生率,缩短住院时间,加速病人康复。

"生命至上,以人为本",为提升患者的就医获得感及舒适感,尚教授团队提出中西医结合一站式微创诊疗模式的 SELECT 理念,即中医药结合微创技术诊疗急腹症疾病。采用西医先进的多镜联合微创技术,同时结合中医药的诊疗方法辨证论治,中西医结合、内外科结合、软硬镜结合,搭建一站式的中西医结合微创诊疗平台,充分体现中医的整体观和辨证论治,有效提升中西医结合临床疗效。

三、中西医结合诊疗模式发展的瓶颈

1. 中西医结合人才的紧缺

中西医结合诊疗模式的开展,需要既具备扎实的中医基本功,又掌握先进西医技术的高层次、复合型人才,将西医微观、精准和中医的整体观、辨证论治的优势有机结合,从而有效开展中西医结合诊疗。在对优秀中西医结合人才培养的同时,需要加强"西学中"和"中学西"的培训。"西学中"着力于中医的理法方药、辨证论治及病证结合的学习;"中学西"着力于学习掌握西医的先进理念和技术。最终目的就是将中医与西医融会贯通,真正做到中西医结合。

2. 临床路径规范化的缺乏

中西医结合诊疗模式中病证结合的诊断标准及治疗标准的规范化亟须进一步加强,需要多中心、大样本病例的回顾性或前瞻性临床研究。将某些能够体现出中西医结合诊疗特色的疾病,例如急腹症、肿瘤、糖尿病、肾脏病、心脑血管疾病等,逐一进行梳理。依据循证医学原则和中西医结合特点,将病症结合的证候诊断、治疗标准及临床路径进一步规范化、客观化,中西医结合的诊疗模式才能得以广泛推广。中西医结合学会在陈香美会长的带领下已经开展了大量的相关工作。

四、中西医结合诊疗模式的发展

国家对中医药、中西医结合的发展非常重视。开展、推广中西医结合诊疗模式,首先应加大中西医结合高层次、复合型、精英式的中西医结合人才培养。高层次人才不断推动中西医结合诊疗模式的发展与推广,更好地进行临床研究和基础研究,从而提升中西医结合临床疗效。

在人才培养方面,国家层面已出台相关的政策,例如开展中西医结合人才培养的长学制教育,在学习中医理论掌握辨证论治、理法方药的同时,掌握西医的先进理念和技术,能够中西贯通。此外,还应设立中西医结合临床专业学位点,继续加强中西医结合专业学位人才的培养,明晰中西医结合医师的执业范围。在综合性医院加强中医药参与度,广泛开展中西医结合诊疗工作,多措并举推动中西医结合诊疗模式的开展,切实提高中西医结合临床疗效。

五、中西医结合的贡献

屠呦呦教授团队基于中西医结合思想,应用现代科学技术解读中医经典理论,对传统中药进行研发,刻苦钻研,持之以恒,最终发现了治疗疟疾的青蒿素,拯救了千万疟疾患者,为世界做出了重大贡献,获得了诺贝尔奖。在中西医结合治疗急腹症方面,吴咸中院士采用通里攻下法将中医药用于急腹症疾病的治疗,真正体现了中西医结合诊疗理念和模式。在中西医结合治疗心血管疾病方面,陈可冀院士以活血化瘀法作为临床治疗原则,同时对相关中药进行研发。由此可见,中西医结合诊疗模式在治疗疑难重症和慢性病等方面具有明显优势,对世界人民都做出了极大的贡献。

六、结语

尚教授认为,中西医结合诊疗模式对全民健康、慢性病管理、急危重症救治、疫情防控等都有着重要意义。发展中西医结合需要在基础和临床两个方面进行深入研究,加以推广。发展中西医结合,关键在于中西医结合高层次人才的培养。我们既要传承精华,又要守正创新,在传承中医的同时,还应与时俱进,不断进取,学习国际先进的诊疗技术,让中医和西医做到真正融合,共同推动中西医结合医学的发展,为守护人民健康做出更大的贡献。

（主审：尚东,整理：金昱彤　潘建明）

第十二章
基于病证结合的中西医结合模式的探索与思考

——向楠教授

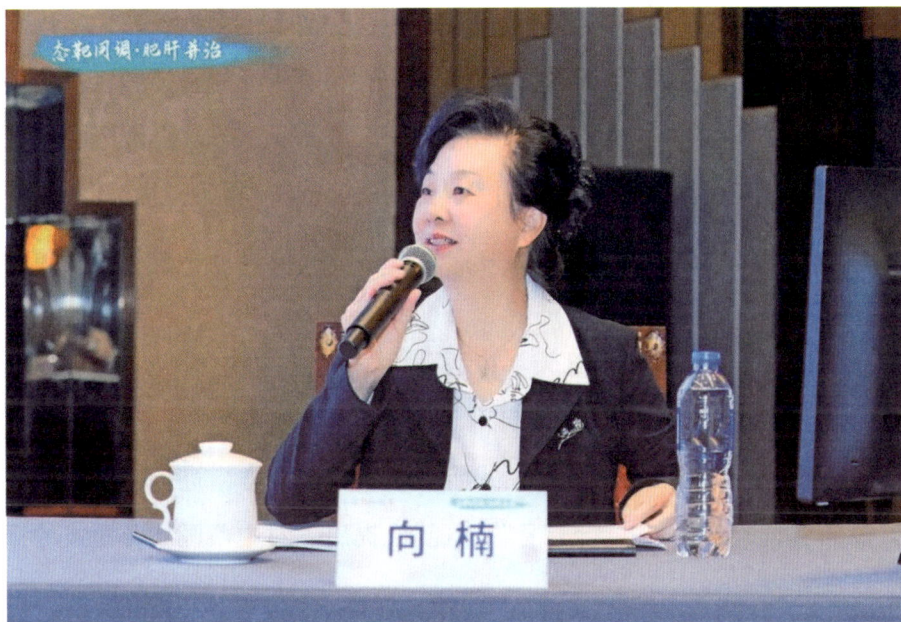

湖北中医药大学向楠教授

专家简介：向楠，教授，主任医师，博士生导师，湖北中医药大学第一临床学院原党委书记、常务副院长。先后担任世界中医药学会联合会内分泌专业委员会副会长、糖尿病专业委员会副会长、临床评价专业委员会常务理事，中华中医药学会老年病分会常务委员，中国中西医结合学会内分泌代谢病专业委员会常务委员；兼任教育部高等学校中西医结合类专业教学指导委员会委员、全国高等学校中西医结合类专业规划教材评审委员会委员等。全国首批中医药优秀临床人才、全国首批中西医结合优秀中青年科技工作者、第三批全国老中医药专家学术经验继承人,第七批全国老中医药专家学术经验继承工作指导老师、湖北中医名师、湖北省名医、武汉市中青年名医。以临床及科研为载体培养博硕士研究生50余名,先后承担国家级、省部级课题15项,发表论文百余篇,参编著作15部,教材3部。

摘要:随着现代科学的进步,中医学和西医学的发展理念日益协同,在国家政策的支持下,中医学继承创新,中医学与西医学取长补短实现互动发展,中西医结合的诊疗模式已成为临床治疗认可的选择。在目前中西医结合模式中,"西医学辨病"结合"中医学辨证"是最为常用的模式之一,辨病和辨证的总结实现了中医与西医的优势互补,通过发挥各自特点形成了病证结合的最佳治疗模式,对于中西医融通具有更直接的指导意义。

访谈:2020年8月8日天津中医药大学承办的"中西医结合诊疗模式研讨会",在天津召开。会议期间,课题组邀请向楠教授(以下简称向教授),共同针对中西医结合诊疗模式研究现状及发展方向进行了探讨。向教授基于病证结合,并结合自身临床经验,提出了对中西医结合模式的探究与思考。

一、病证结合与中西医结合模式

2020年6月6日,《国务院关于落实〈政府工作报告〉重点工作部门分工的意见》中提到,要促进中医药振兴发展,加强中西医结合,可见中西医结合的重要性。病证结合当下有3种模式:传统的中医病证结合模式、结合西医学的病证结合模式以及特有的病证结合模式。西医学的病证结合模式是中西医结合的核心,即用西医的诊疗模式和中医的诊疗模式对疾病进行认识,微观辨病、宏观辨证做到中医与西医的优势互补。

二、基于病证结合的中西医结合探索之路

向教授结合团队工作,以"中医病证分类与代码"和"中医技术标准分类研究"为重要的研究工作基础,"中医证候信息学"和"名老中医知识挖掘数字化工程平台"为重要手段,中药临床药理学的研究为关键途径,最终目的为临床疗效最大化。

1. 中医病证分类与代码

《中医病证分类与代码》是由国家市场监督管理总局、国家标准化管理委员会组织编制的国家标准,力求将规范标准化为广泛共识,以中医学理论为指导,参照国际疾病分类(International Classification of Diseases, ICD)的技术原理和方法,将中医病名和证候作为两个独立的系统进行分类和编码。目前适用于卫生统计、中医医疗、中医病案管理、中医临床医疗质量评定、科研教学、出版及国际学术交流等领域。通过采用字母和数字混合的 6 位编码方法,反映临床中医诊断特色和中医病证的基本层次关系,以"病"统"证",将中医极其复杂的病证诊断分类编码变得科学化、简洁化,在临床实践中使用该方法病证名的覆盖率可达89%。作为我国第一个中医疾病分类国家标准,《中医病证分类与代码》是国家标准,根据《中华人民共和国标准化法》,属于必须执行的强制性标准;该标准规定了临床中医病、证诊断模式,首创中医病证诊断分类编码体系模型和方法,首次采用标准化科学的原理和方法制定了病名证候皆按三级分类的规范,展现了中医病证的基本层次体系。

2. 中医技术标准分类研究

中医技术标准分类研究主要包括对中医技术标准体系分类原则、规范研究和中医技术标准体系表的编制以及中医药标准化现状与发展趋势的专题研究。中医技术标准体系的研究从中医学行业管理、中医药学术特点、中医药事业发展出发,建立了中医药各类标准之间的有机联系,构建了

标准共同体。通过对中医技术标准体系的规范研究,促进了中医药标准分类原则和编码方法规范化,实现了中医药标准体系的结构化与代码化。层次清晰且科学完整的中医药标准体系表,可使中医药标准的构成及内在联系具备明确的整体蓝图,促进临床效能、节约医疗资源,使临床疗效最优化。

3. 中医证候信息学

中医证候信息学以中医临床实践为基础,研究中医证候信息学理论体系,通过采用信息科学理论及技术方法科学地阐明中医证候的信息学特征及内涵联系,是一门基于中医证候学和现代信息学发展出的交叉学科。其中以证候为研究重点,将信息技术作为研究工具,标准化研究作为基础,依托临床实践开展进一步研究。在中医药标准化及统一临床技术规范的基础上,通过利用现代计算机技术,构建中医临床数据采集平台并建立中医临床数据库系统,根据中医辨证论治和临床实际需求建立完整的中医临床信息采集系统。本项研究以国家标准为纲,以临床资料为依据,应用统计学分析方法,以大量精确的数据揭示出中医临床"病"与"证"的内涵逻辑关系,论证了具有中医学术理论特色的辨病与辨证相结合的完整诊断模式的科学性和实用性。

4. 中药临床药理学和名老中医知识挖掘数据化工程平台

中药临床药理学是以中医理论为指导原则,采用现代科学的研究方法,通过西医的病、中医的证相结合的基础进行临床疗效评价的学科,致力于阐述中药与机体相互作用规律。中药临床药理学的发展在临床治疗方面可通过指导临床医生用药、提高临床疗效,与此同时推动中药新药的研究与开发,利于推动健康产业的发展,架起中医药学和西医学的桥梁。名老中医知识挖掘数据化工程平台是以大数据方法论为指导,建立基于真实临床数据的新型研究模式。该模式尤其强调对标准化和数字化技术的应用,以形成"数据说话、数据管理、数据决策"的中医药临床研究创新能力和构建新型中医的临床研究方法学体系为重点。

三、基于病证结合的中西医结合模式探索中拟解决的问题

向教授提出目前在中西医结合模式探索中主要有以下四个问题：病证结合模式的固化、中西医结合临床诊疗思维的培养、中西医结合疗效评价体系的建立以及中西医结合标准规范的制定。

1. 病证结合模式的固化

病证结合即西医的病和中医的证候的结合，其中西医的病以西医的诊断标准为依据，中医的证以中医证候的诊断为依据来确立治则治法并形成核心处方，最终对群体化病人的共性问题总结出一套规律性的治疗模式。

2. 中西医结合临床诊疗思维的培养

通过制定诊疗规范，优化综合治疗方案，总结诊疗技术开发有效药物，研制诊疗设备等方法培养中西医结合临床诊疗思维。

3. 中西医结合疗效评价体系的建立

建立中西医结合疗效评价体系可通过如下步骤实现：①采集临床资料；连接理化检查中央数据服务平台、互联网数据服务平台、各级数据中心和共享节点；建立以疾病为基点的，面向全社会的网络化、智能化科学数据临床治疗数据库。②运用新药实验方法学、中医证候学、数据管理等技术，探寻符合中西医结合模式下的临床疗效评价方法。③基于真实世界的临床疗效，明确以疾病为基点的中西医结合模式下的疗效评价指标，包括中医疗效指标、西医效应性指标和安全性评价指标。

4. 中西医结合标准规范的制定

中西医结合标准规范的制定分为诊断标准，治疗标准以及中西医结合的疗效评价标准。诊断标准即病证结合模式的固化，治疗标准包括中西医结合治疗标准、用量标准、诊疗技术标准等。

四、病证结合在中西医结合临床中具体应用的探索

向教授通过结合自身临床经验,列举了病证结合治疗疾病的成功范例,证明了中西医结合在疾病临床治疗上的优势。例如,甲状腺功能亢进,中医病名为瘿病,从肝论治,痰、瘀、虚、火辨证,是虚实夹杂的疾病。在中医证候的诊断标准中分为六个证型,经团队前期研究发现有 90% 的病人为气阴两虚证,因此将治疗方剂进行固化,同时加入少量西药组成复方甲亢片。此药优势在于可控制改善临床症状,见效快、减毒作用明显,可减少抗甲状腺药物治疗所引起的肝损害、白细胞减少等不良反应发生,并缓解甲亢稳定期突眼、甲状腺肿等一系列并发症。作为病证结合固化的典型,即西医的甲亢,中医的瘿病、证型为气阴两虚证,西医使用抗甲状腺药物治疗效果显著,同时也伴随一定的副作用。在抗甲状腺药物治疗失败后,只能选择碘 -131 治疗和手术治疗,同时具有造成甲减并发症的风险,通过抗甲状腺药物治疗加上中药的辨证处方,使用中西医结合治疗在临床中展现出显著的治疗效果,同时减少了副作用和并发症的发生。

中西医结合治疗疾病在临床中展现出了明显优势,主要表现在有效改善患者临床症状、提高临床疗效、缩短住院时间、降低危重症转化率和提高生活质量等。

五、结语

向教授基于病证结合提出了对中西医结合模式的体会,现代病证结合诊疗模式作为病证结合的最佳治疗模式,借助西医学理论和科学技术辨西医之病和中医之证,从而对疾病做出明确诊断。同时作为中医学的重要原则之一,病证结合在中医证候规范化研究中也占有重要的地位。主张辨病与辨证相结合的临床专家和学者日益增多,病证结合通过掌握

疾病的内在规律、发展和转归,并选用适当的治疗方法,做到中医与西医两者结合、取长补短,实现优势互补,从而采用中西医结合的方法提高临床疗效。

（主审：向楠,整理：金昱彤　王怡杨）

第十三章
人工智能与中医药的碰撞
—— 战丽彬教授

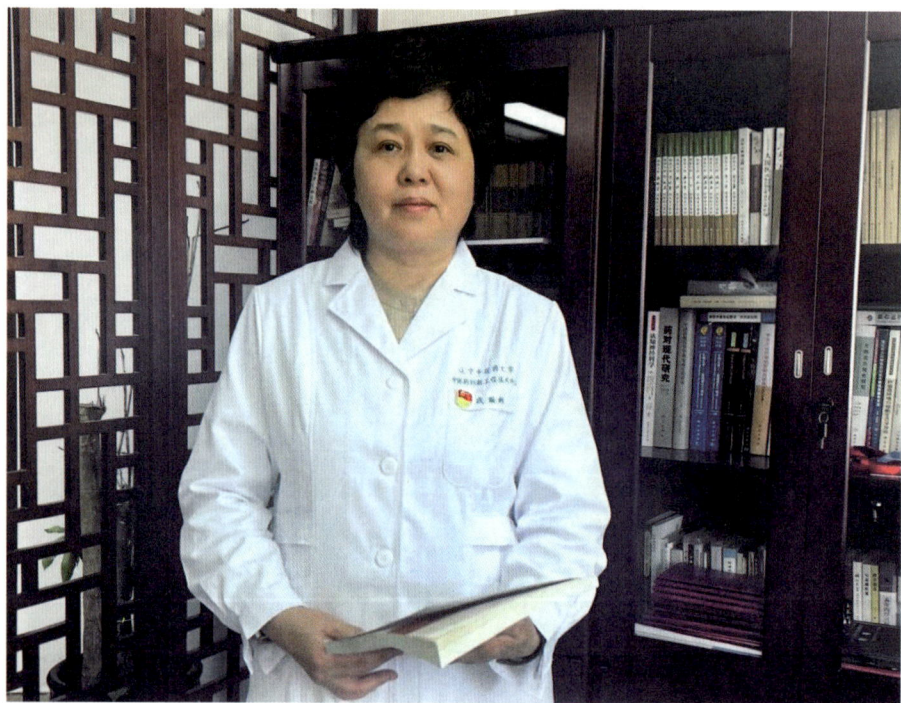

辽宁中医药大学战丽彬教授

专家简介:战丽彬,二级教授,博士生导师,曾任南京中医药大学中医学部常务副主任、基础医学院院长。现任辽宁中医药大学中医药创新工程技术中心主任、国家中医药管理局高水平学科中医基础理论学科带头人、中医脏象理论及应用教育部重点实验室主任、心脑合病中西医结合防治技术国地联合工程实验室主任。中医药传承与创新"百千万"人才工程(岐黄工程)岐黄学者、第七批全国老中医药专家学术经验继承工作指导老师、国务院中西医结合学科评议组成员，国务院政府特殊津贴获得者，中华中医药学会中医基础理论分会名誉副主任委员，世界中医药学会联合会老年病专业委员会副会长、代谢性疾病专业委员会副会长等。主要研究方向为脾脏象理论及其现代生物学应用研究。曾主持国家重点研发项目中医药现代化专项"阴虚证辨证标准的系统研究"，主持国家自然科学基金重点项目 2 项、面上项目 3 项。发表学术论文 100 余篇，授权发明专利 4 项、软件著作权 4 个、中医标准化项目立项 3 项、科研成果曾获辽宁省政府科技进步奖一等奖，主编、副主编《中医基础理论》《中医学基础》《中西医结合临床医学导论》《中医基础理论专论》等学术著作及教材 17 部。

摘要：随着当今社会信息化的飞速发展，人工智能技术已成为目前研究和应用的热点，其在中医药领域的应用也逐步展现了独特优势。战丽彬教授（以下简称战教授）全面介绍了人工智能在医药领域的发展现状，人工智能在中医药领域的飞速发展离不开政策的支持、技术的革新以及科技企业的介入，人工智能与中医药的结合使得中医药的传承发展更加多元化、矩阵化、集群化。

访谈：作为中华民族的文化瑰宝，中医药历经了几千年的发展过程，无论从文化遗产还是医学资源角度，都应受到保护、弘扬和传承。近年来，人工智能得到了学术界和应用领域的充分重视，并在大数据与机器学习技术的推动下快速发展，同时，人工智能技术在中医药领域的应用也已逐步展开。战教授对人工智能与医药领域的结合有自己独特的见解，首先对人工智能在医学领域的发展现状进行了剖析，并对人工智能在医学领域飞速发展的原因进行了总结，最后战教授谈及人工智能与中医药的结合，使得中医四诊更具标准化，为中医健康管理打开了新视野，也助力中医学术经验的传承，为中医药的发展提供了新的思路。

一、人工智能的发展现状

1. 人工智能的定义以及医学目标

人工智能是解释和模拟人类智能、智能行为及其规律的学科。主要任务是建立智能信息处理理论,进而设计可展现近似于人类智能行为的计算机系统。它是计算机科学的一个分支,也是人文科学的一门研究对象,并生产出一种新的能以人类智能相似的方式做出反应的智能机器,它的结构类似金字塔结构:上层是算法、中间是芯片、第三层是各种软硬件平台、最下层是应用。战教授表示,未来人工智能的医学目标是:用人工智能来更好地促进医学学科间交流,助力医学专业发展,而非完全靠设备、机器来替代医务人员进行工作。

2. 人工智能在医学领域发展现状

人工智能从 1956 年诞生发展至今,历经两次高峰和两次低谷,现今人工智能再次成为全球的关注焦点,我国也将人工智能上升为国家战略。当前中国正在加紧布局,努力构筑我国人工智能发展的先发优势,使我国成为世界科技强国。各方在众多领域积极探索人工智能的应用,并取得突飞猛进的进步,其中健康医疗是人工智能应用最具潜力的领域之一。如今人工智能在医学领域已形成涵盖诊断工具、健康管理、智能影像、医疗机器人、药物研发的产业链,并成熟应用于相关领域。战教授指出,未来的研究重点集中于人工智能在院前管理、院中诊疗、院后康复、临床科研、药物研发、行业管理等方面的开发和应用,由此,中国医疗的人工智能化将进入飞速发展的阶段。

二、人工智能在医疗领域的发展离不开政策支持、技术革新和科技企业介入

1. 国家政策支持是人工智能在医药领域发展强有力的保障

2015 年起,国家密集出台了一系列政策文件,以推动我国健康医疗大

数据的发展,推进健康医疗大数据的开放共享、深入挖掘和广泛应用,拓展信息便民、利民、惠民服务。为贯彻落实全国卫生与健康大会和《"健康中国 2030" 规划纲要》部署,加快推动健康产业发展,促进形成内涵丰富、结构合理的健康产业体系,国家发展改革委、教育部、国家卫生健康委等 21 个部门联合发布《促进健康产业高质量发展行动纲要》,"互联网 + 健康医疗"提升工程被列为围绕健康产业重点领域和关键环节实施优质医疗健康资源扩容工程等 10 项重大工程之一,可见"互联网 + 健康医疗",应用健康医疗大数据,在未来三年的卫生领域发展具有举足轻重的作用。一系列政策的支持也为人工智能在医药领域的发展提供了强有力的保障。

2. 技术革新是人工智能在医药领域发展的关键前提

睡眠传感器、智能眼镜、心率监视器、智能服装、智能手环、手表,智能拖鞋、步感器等可穿戴智能设备的普及,是人工智能与医药健康领域的结合被人们逐渐认可的标志,生物检测技术的进步,使得医疗卫生领域的各项检测难题逐渐迎刃而解,而数据融合、数据挖掘、机器学习、自然语言处理、数据可视化、图像处理识别等 IT 技术的进步,使得医疗卫生领域更加智能化、可视化。这些技术的革新标志着人工智能与医药领域的结合走进人们的日常生活,进一步促进了人工智能与医药领域的碰撞,同时,也加快了人工智能在医药领域的发展步伐。

3. 科技企业的介入是人工智能在医药领域发展的催化剂

近些年来,越来越多的企业也开始涉足医药领域,中国的互联网巨头也在积极地布局人工智能(artificial intelligence, AI)医疗板块。继互联网公司发布以大数据资源和处理能力为核心的医疗 AI 计划成果后,包含临床医学科研诊断平台、医疗辅助检测引擎、医师能力培训等在内的医疗 AI 系统相继出现。AI 系统已经在医药电商、产品溯源、智慧医疗、健康管理等领域成熟应用;互联网公司在 AI 医疗的布局上,从临床诊疗到医疗技术开发和基础研究的医药行业各个关节节点都已经有所覆盖;而从健康消费领域到家庭医生、消费医疗、健康管理等,一个互动性的健康生态也在逐渐兴起。科技企业的介入不仅使医药领域更加人工智能化,而且是医药领域逐渐人工智能化的动力所在。

三、人工智能与中医药的结合

1. AI 可使中医四诊更具标准化

人工智能可助力中医诊断,大数据与互联网需要搭建一个国家级的中医药知识开放共享平台,以此为 AI 中医专家系统构筑基础,而 AI 中医专家系统的搭建则需要以下四方面:一是搭载图像识别模块实现望诊,图像识别模块应用最广泛的是人脸识别等,中医望诊则要求用视觉观察人的神、色、形、态、舌象、排泄物、小儿指纹以及五官等异常变化;二是搭载语言识别模块实现"闻诊和问诊";三是搭载自然语言处理模块实现"问诊";四是建造中医机器人作为 AI 中医专家的载体,中医四诊仪的产生代表着中医逐渐可视化。战教授表示可通过物联网搭建 AI 中医药服务场景,AI 中医专家系统接入场景,来实现远程 AI 中医医疗服务。人工智能采集的准确数据可为医生的诊断提供依据和支持,有效缩短医生诊断及辨证时间,并具有较高的准确率,因此建立具有中医特色的智能化诊断决策支持系统,可为疾病的诊断、治疗和预后提供科学合理的依据和效率。同时战教授指出,目前存在医疗智能装备制造未能跟上的问题、法律层面的问题和医疗数据的安全问题。

2. 人工智能为中医健康管理打开新的视角

战教授表示,根据不同水平,中医将人体状态分为未病、已病和欲病三种,健康状态是动态变化的过程,人体健康状态的辨识对于健康的管理至关重要,人工智能通过辨识人体健康状态,可预测中医病证演化规律,基于证素的中医状态辨识理论的出现,进一步完善了对人体状态要素的客观、全面、动态的中医评估体系,借助人工智能,能够提升中医诊断辨证的客观化和准确性。目前可供中医健康管理系统智能化构建参考的例子有：基于可穿戴传感器和人类活动模拟，在 3D 虚拟环境进行老年人家庭健康护理；使用特定算法来识别有遗传病家族史或慢性病风险高的人群；对真实世界复杂的社会生态系统建模，帮助社区卫生管理人员理清系统复杂性，以更低的成本找到有效的干预措施。此外，健康动态管理系统不能一成不变，必须从数据中学习，实施持续的流程改进。因此还需加速实施全面电子健康记录，数据需要实时采集，还要在保护个人隐私的前提下开源共享。随着智能硬件的投放，以及个体化基因测序服务的快速发展，大量的数据从可穿戴健康传感器获得，前所未有的数据量，再加上自然语言处理和社会认知算法的进步，AI 结合中医治未病理念的应用将塑造具有个性化和参与性的中医健康动态管理系统。

3. 人工智能助力中医学术经验的传承

随着对名老中医学术经验知识大数据的不断收集，人工智能技术可对数据进行有效的整合与分析，也可模拟名老中医诊疗规律和技巧，实际验证后再予以针对性地调整，最终可独立进行诊疗工作，其诊疗能力可基本达到与名老中医相接近的水平。对其无限地拓展复制，使更多的年轻医生通过人工智能成果广泛接受名老中医学术思想教育，让年轻医生受益的同时也让患者获得更有效的治疗。例如，2017 年国医大师王琦智能辅助诊疗系统，是全国首个将人工智能技术应用于中医药领域的创新性智能诊疗系统，标志着中国在该领域已处于全球领先地位；2017 年国医大师朱良春浊瘀痹（痛风）智能辅助诊疗系统，突出了"痛风专病"，更突出了国医大师朱良春关于"浊瘀痹"的研究成果；2019 年国医大师朱良春 AI 矩阵，是全国首个完全以国医大师朱良春学术经验为基础的国医大师 AI 矩阵，将朱老毕生的研究成果通过人工智能技术，作了进一步的总结和提炼，为朱老的智能传承谱系增加了全新应用；2017 年国医大师程莘农院士智能经络辅助诊疗系统，解决名医专家针灸经验复制中"人"的问题,使低年资医生也可快速掌握大师技术,达到与大师治疗相近的疗效,实现标准化复制国医大师经验的效果;2019 年,第六届中国中医药信息大会在湖北武汉开幕,中医人工智能辅助诊疗矩阵——中医 AI 大脑面世,标志着中医人工智能进入"矩阵时代",目前,中医大脑总数达到 20 个,未来还将有更多国医名师的经验成为中医大脑的核心,通过不断地临床数据学习,迭代进步,最终形成群体智能,实现了中医人工智能的多元化、矩阵化、集群化。

4. 中医诊疗设备面临新的挑战——标准化问题

随着四诊仪、可穿戴传感器、智能诊疗机器等诊疗设备的逐步应用,中医诊疗设备的标准化建设显得尤为重要。目前中医诊疗设备的标准化建设处于滞后状态,由于缺乏相关的产品通用规则、生产流程标准、产品质量标准、行业标准等,中医诊疗设备只能大量地借用其他相关设备的标准规范;与此同时,中医诊疗设备的临床试验标准和应用操作标准也没有全面建立,严重地影响中医诊疗设备研发、生产和应用的标准化、规范化。因此国家中医药管理局对中医诊疗设备的发展推出了新的政策,以科研促进标准建设,推进中医诊疗设备的发展。将中医诊疗设备的技术标准建设作为发展战略,对于提高中医诊疗设备的产品质量、规范中医诊疗设备的市场、促进中医诊疗设备的发展和提高我国中医诊疗设备的核心竞争力均具有深远的意义。

四、结语

战教授表示,人工智能在医疗领域的发展应用将从一定意义上颠覆传统的药企、医院的运营模式,也会颠覆医生的诊断方式和病人的看病方式。随着科技及社会的不断进步,将人工智能技术与中医理念和特色技术相结合,可应用于临床多种诊疗,所形成的智能辅助诊疗系统使中医四诊更具标准化,为中医健康管理打开了新的视角,有利于提升全民健康水平,助力中医学术经验的传承。人工智能与中医药的有机结合,为中医药的发展提供了新的方向和思路,有利于促进国家医疗领域的发展和社会的进步。

（主审:战丽彬,整理:陈银潇　李佳颖　赵舒武）

第十四章
由中西医结合发展引发的思考
——周联教授

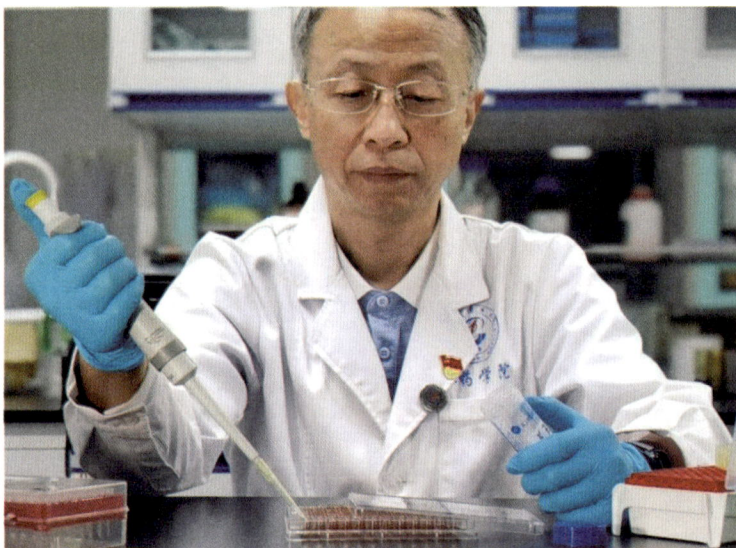

广州中医药大学周联教授

专家简介：周联，教授，博士生导师，广州中医药大学中药学院副院长、临床药理研究所副所长。现任中国免疫学会理事、中国免疫学会中医药免疫分会秘书长、中华中医学会免疫分会常务理事、广东省免疫学会副理事长、中国免疫学会中医药免疫分会主任委员等。主持或参与科研项目64项，其中国家级科研项目15项，省、部级科研项目20余项；发表论文共179篇。获广东省科学技术奖一等奖和广东省科学技术奖二等奖各一次。

摘要：中西医结合医学的发展历经坎坷，方兴未艾，取得稳步进展得益于其良好的临床疗效，独特的理念以及国家的重视。中西医结合医学发展过程中中药复方与单味药、活性成分的研究,"中医证候"动物模型的建立以及病证结合诊疗模式的应用更是得到了国际的认可及赞誉。然而中西医结合的发展仍存在着学科概念不清、定位不明确,与现代科技结合不成熟等问题,由此引发了中西医结合发展的思考,只有加强理论和方法创新,注重理论与临床实践相结合,坚持多学科的交叉融合、使中医学焕发新的活力,坚持守正创新,中医、西医并重发展、优势互补,才能让中西医结合学科更加发扬光大。

访谈:中西医结合是中医学与西医学在理论知识与临床实践方面结合形成的一种新的医学认识,涵盖了两者的基本特点;中医学的整体观念和辨证论治,西医学学科微分化、积分化,借助物理学、化学、生物学以及技术科学的力量,为中西医结合医学发展迎来新的曙光。中西医结合旨在提高临床疗效,阐明治疗作用机制获得新的医学启示。为更好促进新形势下中西医结合高质量发展,中国工程院设立了"建立基于'辨证论治、病证结合'的现代中西医结合诊疗模式研究"课题。项目执行中,课题组组织召开了"中西医结合发展战略研讨会",周联教授(以下简称周教授)受邀参与了本次研究讨论。在会议中他结合自己的工作经历,回顾中西医结合研究历程,深入思考了中西医结合发展存在的问题,并提出自己独到的见解。

一、中华人民共和国成立后中西医结合的发展历程及取得的成果

1959 年"中西医结合"正式首见于《人民日报》,得到广泛的认可并沿用至今。20 世纪 60 年代,卫生部牵头对中西医结合的工作进行了全面总结,提出了当时中西医结合主要的四个研究类型:①利用中医和西医的理论和方法,结合临床,对某些疾病进行综合研究,以期产生新的理论;②用现代基础医学研究中医,推动基础理论的发展;③在中西医结合治疗疾病过程中,总结防治方法和临床治疗规律,当前病证结合诊治模式的研究

和发展可以认为是这方面取得的成果；④从物理、化学、电学等方面研究中医。

1978 年我国开始招收中西医结合专业的研究生，这是中西医结合发展史上的一个划时代的开端，为中西医结合的研究提供了大量的后备人才。1981 年《中国中西医结合杂志》创刊，1982 年国务院学位委员会将"中西医结合"设置为一级学科，1992 年《中华人民共和国国家标准——学科分类与代码》(GB/T 13745-1992)将"中西医结合医学"设置为一门新学科。随后几年，中西医结合相关专业、期刊、教材，以及研究方向逐步确立。

此后，国家出台了若干相关政策和法规，如：1976 年的《1976—1985 年全国中西医结合工作十年发展规划》、1985 年的《中医、中西医结合事业"七五"发展规则》，最具标志性意义的是 2017 年《中华人民共和国中医药法》的颁布和实施。这些法规的制定和实施，推动了中西医结合研究和临床实践的发展。

经过多年的探索，中西医结合在基础研究以及疾病的防治研究方面，都取得了丰硕的成果。尤其是中医经典理论的现代机制研究方面成绩斐然，如邝安堃，陈家伦等专家从神经内分泌的角度研究发现，肾阳虚证与下丘脑 - 垂体 - 肾上腺轴的功能紊乱密切相关，初步提出了肾阳虚的现代科学内涵；中药及其活性成分研究方面也取得了突出的成就，并在临床实践中获得良好的治疗效果，如砒霜(三氧化二砷)治疗白血病的重大成果，屠呦呦教授因首次分离、提纯青蒿素获得诺贝尔奖；在临床实践方面同样硕果累累，如对乙型脑炎、重症急性呼吸综合征的防治，中西医结合均取得显著疗效。以上这些都是中西医结合研究思路所取得的重大成就，极大地鼓舞了中西医结合工作者。

新形势下再次迎来中西医结合发展的好时期，周教授表示，新时代中医药人要勇担历史使命，在总结前人发展中西医结合经验的基础上，把握好时代机遇,为推进中西医结合事业的发展付出努力。

二、中西医结合现状中凸显出的几个值得思考的问题

1. 建立了大量"中医证候"动物模型,然其研制方法及评价体系尚待完善

动物模型的建立是现代医药研究的基本方法和不可或缺的手段,对于中西医结合研究而言,动物模型中的"证候"问题是不可回避的。早期研究中,中医动物模型造模多参照西医学的办法,其中不少动物模型实际上还是一些疾病的模型。直到 20 世纪 70 年代后,中医动物模型的研究才开始由"病"转向"证",研制思路基本是在西医疾病模型的基础上加中医的一些致病的因素,譬如:炎症性肠病的湿热证模型,就是在炎症性肠病造模的基础上加提高环境的温度和湿度等办法复合造模等。经过广大科研人员的不断探索,病证结合动物模型在研制方法及评价体系上日渐成熟,然而仍面临一些亟待解决的问题,例如:疾病证候和评价体系缺乏统一标准,动物模型的制作方法尚不规范等,因此"证候"动物模型的建立仍然会是探索中医药和中西医结合面临的关键问题之一。

2. 单味药及活性成分的研究吸引了更多关注,忽视了中药复方的研究

纵观几十年中药研究,中药活性成分或单味药的研究引起了越来越多科研工作者的关注,当然也取得了世界瞩目的成就。周教授提出,目前中药研究领域有两个值得关注的问题,其一是绝大多数中药的活性成分为水溶性相对较差的脂溶性化合物,因为这类分子较易通过跨膜转运被吸收,进而发挥其生物学效应。然而,中药最常见的用药形式水煎剂中又有多少活性成分呢? 又是如何起作用的呢? 或许肠道菌群和肠道黏膜免疫的研究可以为我们提供新的研究思路。其二是中药的优势和特点在于"辨证论治",根据"君臣佐使"的组方原则形成复方,才能在临床取得确切的疗

效。然而目前中药研究领域忽视了复方的研究,周教授认为这种现象可能与中药多途径、多靶点的作用模式有关,而现有的研究技术和研究方法恐不能完全满足中药,尤其是中药复方作用机制的研究需求,也不能完全解决相关问题,所以亟须引入和发明新的研究技术或方法。

3. 创立了"病证结合"的诊疗模式,然而临床的推广应用不尽如人意

"病证结合"的诊疗模式应该说是几十年来中西医结合研究中一个标志性的重要成果。"病证结合"诊疗模式的实际治疗效果证明了其正确性,得到行业内广泛认可。

"病证结合"主要包括以下几种模式:中医辨病结合辨证论治模式、中医学和西医学双重诊断疾病结合辨证论治模式、西医学诊断疾病结合辨证论治模式,其中以第三种模式为主。在"辨证"方式上有"辨病"与"辨证"结合、"宏观辨证"与"微观辨证"结合、"功能辨证"与"形态辨证"结合和四诊的客观化研究等。治疗原则遵从中西医方法并用的理念。针对"病证结合"模式的应用现状,周教授认为,目前绝大部分医疗单位包括很多中医医院,基本上是中医、西医同时或先后应用、各自为政,或者是采用西医诊断、西医治疗为主,辅以中医、中药治疗,这一现象在年轻的临床医生中更为普遍,甚至有些"病证结合"模式着眼于发表学术论文或为了指导科研,事实上公开发表的各种临床规范、指南并未得到很好地推广和应用。周教授提出,针对上述普遍存在的"病""证"结而不合的现象,建议加大力度开展"病证结合"模式研究、进行理论升华,指导中西医结合临床实践,从根本上将这一模式更好地推广应用。

三、中西医结合医学未来发展的建议

周教授结合自己的学习和研究经历,提出自己的思考和建议。

1. 教育模式是中西医结合医学人才的重要保障

周教授表示,回顾中华人民共和国成立后中西医结合的发展史,不难发现不少中西医结合领域的前辈和大家,很大程度上都得益于西学中,周教授结合自己的教育背景和多年中西医结合科研工作经历,认为对于中西医结合人才的培养,西医学的背景十分重要。基于上述的人才培养经验,周教授强烈建议继续坚持西学中的中西医结合人才培养模式,针对中西医结合本科教育面临的困境,建议从优化课程模式、重视教材建设、加大师资培养力度等方面入手,培养精通中西医结合学科理论,掌握现代科学技术的研究型、创新型、应用型、复合型优秀人才。

2. 以药促医,推动中医走出国门、促进中西医结合事业的发展

周教授强调不能忽视中医理论对中药研究指导的重要性,中药是中医学的重要组成部分,就像战士打仗的"子弹",中医学理论指导下形成的中药学理论体系是中医学的宝贵财富。如果抛开中医中药理论指导,仅把中药等当作一般的天然植物,可能是舍本逐末,背离了中西医结合的初衷。习近平总书记反复强调的"守正创新"才是我们研究中西医结合医学的正确路径。周教授认为,在今后的中西医结合的研究中我们一定要在中医药理论指导下开展研究,如中药质量标志物应考虑药材道地性与用药配伍规律等,从而取得事半功倍的效果。

3. 利用现代科技,创新中西医结合学科研究的方法和技术

周教授认为,中西医结合医学的发展与其研究工具、研究手段和数据处理的方法密不可分,所谓"工欲善其事必先利其器"。中医对疾病的认识与西医学存在差异,若照搬西医学的思维和研究方法可能导致片面解读中医,甚至误读中医。

"证候"动物模型即为最直接的研究工具,周教授提出,由于"证"的概括性和复杂性,一种动物模型并不可能反映中医证候的全部,因此建议在相关的研究中要尽可能采用多种动物模型实施研究,或利用多种动物模型组合的方式,更大程度上实现"中医证候"的完整性。比如已广泛用于医药领域的转基因和基因敲除动物给"中医证候"动物模型的建立提供了新的思路。但我们也必须意识到,复杂的"中医证候"不应该是由单个基因所决定的,周教授主张,首先在实验动物中筛选出容易出现相关"证候"的动物,如高血压大鼠、肥胖小鼠等,进一步通过深入研究确定这些"证候"动物的客观生物学特征,进而建立"中医证候"动物模型。随着生物技术的发展,出现了很多的组学技术,如基因组学、代谢组学、宏基因组学等,这些组学技术使从"面"的角度反映机体生理、病理变化成为可能;其次,生物信息学是基于计算机技术的大数据分析方法,可分析浩如烟海的海量数据。周教授认为,"组学"技术和生物信息学技术恰恰能较好地解决中医药复方研究面临的困境,因此中医和中西医结合医学的科学研究中应充分利用组学技术和生物信息学,逐步创立既符合现代科学、又适合于中医特点的技术和数据分析方法。

四、结语

在国家政策的扶持下,中西医结合研究已经取得丰硕的成果,充分肯定了中西医结合医学的重大理论和实践意义。在新形势下,中西医结合学科的发展迎来了新的挑战,周教授指出,首先应进一步明确和完善中西医结合的定位,加强中西医结合学科自身的发展能力,以利于其可持续发展;其次注重理论与临床实践相结合,理论创新最终要回归指导临床实践工作,实现中西医结合医学的成果转化,服务于人类健康;最后坚持多学科的交叉融合、创立适合中西医结合医学的研究方法,推动中医药与时俱进发展,进而推动中西医结合医学理论的突破和创新。

（主审：周联，整理：白立鼎　李佳颖　赵舒武）

第十五章
中西医结合,走向世界的"中国方案"

——李志军教授

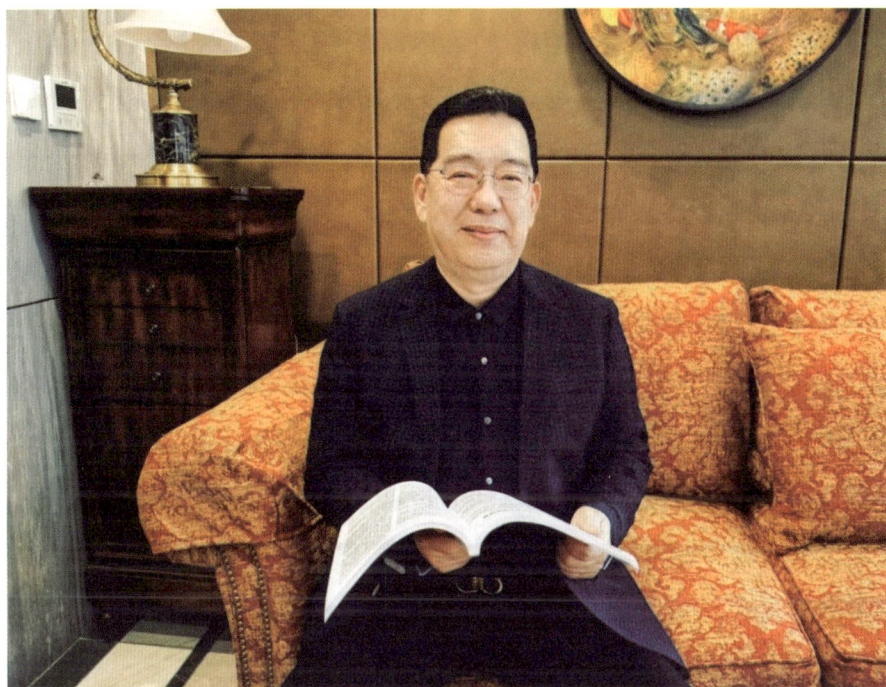

2021 年 5 月 1 日于天津访谈李志军教授

专家简介:李志军,教授,主任医师,硕士生导师,获国务院政府特殊津贴,天津市首届名医。天津市第一中心医院中西医结合科学科带头人。天津市中西医结合研究院副院长,中国中西医结合学会常务理事,中国中西医结合学会急救医学专业委员会主任委员,天津市中西医结合学会副会长,天津市中医药学会常务理事。现工作于天津市第一中心医院,主要从事中西医结合危重症的临床、教学及科研工作。

摘要：中医与西医作为截然不同却又各具特色的医学体系，各自蕴含着深厚的医学智慧与实践经验。中西医结合的"中国方案"，创新性地将中医整体观念、辨证论治与西医精准诊断、先进治疗技术相融合，充分实现了两者优势互补，有力促进了中西医学的有机结合。这一融合不仅推动了中西医结合理论的继承与创新发展，为医学理论的丰富注入新活力，还切实提升了疾病预防效果与整体医疗水平，全方位保障人民健康。

李志军教授（以下简称李教授）强调，要持续推动中西医结合事业蓬勃发展，必须在多方面发力。一方面，不断拓展中西医结合在疾病治疗、预防保健等领域的应用广度，深化二者在基础研究、临床实践中的融合深度；另一方面，大力培育专业的中西医结合人才，打造高素质人才队伍。以此为支撑，让"中国方案"走出国门，走向世界，为全球医学发展贡献中国智慧与力量，助力提升全球健康福祉。

访谈：2021 年 5 月 1 日，中国工程院重点咨询课题"中医与西医的整合"研究课题组对李教授进行了专访。李教授表示：推广中西医结合诊疗模式应突出中医药治疗重大疾病的疗效，重点培养中西医结合"两栖人才"，充分发挥中西医结合"中国方案"的特色，为中医药和中西医结合的发展做出贡献。现就李教授对"中西医结合"的访谈总结如下，以飨同道。

一、中西医结合模式现状及展望

习近平总书记指出："中医药学包含着中华民族几千年的健康养生理念及其实践经验，是中华文明的一个瑰宝，凝聚着中国人民和中华民族的博大智慧。"中西医结合诊疗模式优势毋庸置疑，但目前在综合医院中，中西医结合模式的应用较少，中西医结合科室床位数占比不足，部分院长及各学科带头人对中医缺乏重视，导致中医没有得到充分发展、中医药的应用推广缺乏、中西医结合人才后备力量紧缺，阻碍了中西医结合的发展。

对于当前形势，李教授提出，首先要贯彻落实国家政策法规，提高医疗机构院长及学科带头人对中医的重视程度,同时中西医结合要用疗效和贡献获得全世界的认可。在中西医结合疗效方面,中西医结合急腹症、中西医结合危重症、中西医结合皮肤病、中西医结合疮疡、中西医结合骨科、活血化瘀法治疗心脑血管疾病等中西医结合诊疗模式都起到了提高治愈率、降低死亡率的作用。中西医结合诊疗模式的发展应以下两个方面为重点:一是针对重大疾病的诊疗开展研究,采用国际通用的评价方法评价疗效。二是力求实现西医与中医的优势互补,提高治愈率、降低病死率,维护人民的健康。李教授认为,中西医结合疗效是评价中西医结合的第一标准。

二、中西医结合"两栖"人才的培养

构建中西医结合诊疗模式,离不开中西医结合人才的支撑,尤其需要吸纳各领域中医专家。他们凭借深厚的专业知识与丰富经验,引领团队逐步完善中西医结合诊疗模式,同时健全人才培养体系。疾病防控层面,要完善中西医结合疾病防控人才体系。着力培育专业的中西医结合疾病防控人才,将中医"治未病"理念融入其中。从预防、早期干预等环节入手,全方位守护大众健康。李教授认为,应重点培养中西医结合的"两栖人才",即既懂中医也懂西医、既懂临床也懂科研的人才。首先,建立培养体系,在全国医科类院校中设立中西医结合学院,针对性培养人才。切实加强中西医结合的发展空间,增加西医院校中的中医必修课程,并成立"西学中"研修班,从而培养具有丰富临床经验的高层次中西医结合人才。同时,在大型三甲综合医院设立中医及中西医结合科室,广纳中医、中西医结合人才,给予中医药发展的空间。此外,在中西医结合人才的出口中应该给予政策优待,提高相应的待遇,有效防止人才流失。

三、中西医结合"中国方案"的优势体现

李教授认为,突出中西医结合的临床疗效是突破中西医结合诊疗模

式瓶颈的最重要手段,当今中西医结合在疾病的治疗中有以下两个重点:中医现代化和中西医优势互补,旨在形成具有中西医结合特色的"中国方案"。

1."中国方案"之中医现代化

所谓中医现代化即使用现代的科学技术解读经典的中医理论,以证其客观性和有效性。例如"肺与大肠相表里"的中医经典理论,王今达教授结扎家兔肠系膜上动脉后,发现家兔出现了严重的肺损伤,而其他脏器无明显损害,其本质为大肠坏死后大量的肠源性内毒素入血攻击肺脏导致肺损伤。在卫气营血辨证中,其中卫气证的本质是全身炎症反应综合征,例如用内毒素攻击家兔后,家兔发热的本质是炎症风暴;后期营血证时期时,发现兔子眼球微血管发生病变、微血栓形成。以上例子证明中医理论不是神秘的而是超前的,可用现代西医的手段去证实。未来医学体系是中医宏观医学与西医微观医学的有机结合,用现代技术使中医理论科学化,充分理解医学科学的客观规律,实现中西医的共同发展、共同进步。

再以卫气营血辨证为例,在经历早期卫分证、气分证后,疾病进一步向营分证、血分证传变。在此次疫情防控中,卫气营血辨证发挥着重要作用,临床治疗也根据该辨证用药。在疾病早期,患者多见卫分证与气分证,出现发热咳喘等症状,病位在表。晚期多见营分证与血分证,出现毛细血管损伤、栓塞等情况,病位由表入里,最终由微循环障碍导致死亡。许多中药汤剂可有效针对卫分证和气分证进行治疗,阻断疾病向营血证的发展。

中西医结合治疗疾病的"中国方案",在重大传染性疾病及非传染性疾病治疗中,相较单纯中医或西医,优势尽显。以病毒性肺炎防控为例,其成功关键在于中医与西医携手协作,践行中西医结合理念。李教授指出,病毒性肺炎患者早期症状与感冒相似,此时中医药发挥重要作用。依据中医理论,对患者辨证分型,针对湿、热、瘀等不同证型,精准选用不同方药,有效阻断疾病向重症发展,疗效显著。针对重症患者,在西医常规治疗基础上,配合使用中成药可提升治疗效果。像血必净注射液,就极大提高了重症病毒性肺炎患者的治愈率、出院率,降低了危重转化率。

2."中国方案"之中西医优势互补

所谓中西医优势互补即遵循中医学理论,使用现代医学的检查、治疗手段,针对临床认证视野和疗效判定标准进行扩展,实现中医药与西医学有机结合,推动中西医学优势互补、共同发展。除了传染病以外,我国心脑血管病、癌症、糖尿病等非传染性疾病同样危害患者身心健康且造成严重经济负担。在慢性病的防治中,心脑血管病和癌症尤为重要。许多西药对心脑血管疾病具有预防作用,例如他汀类药物对斑块的预防,但同时伴随着许多副作用。此时,中药的使用就起到了优势互补的效果,例如活血化瘀药复发丹参滴丸能明显缓解冠心病心绞痛症状,并且可防治早期动脉粥样硬化。在癌症的治疗中,西医的治疗有时会带来的拮抗作用往往导致患者免疫功能极度低下、肿瘤易复发的情况。在加入中药辅助治疗后,患者免疫功能改善,肿瘤的复发率也显著降低。在急腹症的治疗中,吴咸中院士发现急性胰腺炎患者早期使用通里攻下法(如大承气汤加减)能预防病情进一步进展,并恢复肠道功能,且有助于减少肠源性感染及肠源性内毒素血症等并发症的发生。中国工程院院士黄璐琦提出:"整合资源、优势互补,强强联合、协同攻关,中西融合、提高疗效。"在诸多复杂病症的诊疗中,中西医结合不断彰显强大效能。通过持续探索与实践,中西医携手攻克医学难题,中西医结合的"中国方案"正为提升民众健康水平、推动医学进步持续贡献关键力量。

四、结语

李教授指出,中西医结合诊疗模式是必要的,中西医结合的"中国方案"疗效远远高于单纯的中医或单纯的西医治疗。尽管目前在养生保健、预防及治疗一些疾病方面取得了一定的成就,但中西医结合在疾病全周期治疗中的优势的道路仍然任重而道远。作为中西医结合工作者,应继续发扬并推广中西医结合诊疗模式,为更好地保障人民群众的生命安全和身体健康做出贡献,让"中国方案"走向世界。

(主审:李志军,整理:金昱彤　王怡杨)

第十六章
对"现代中西医结合诊疗模式"的思考
——卢传坚教授

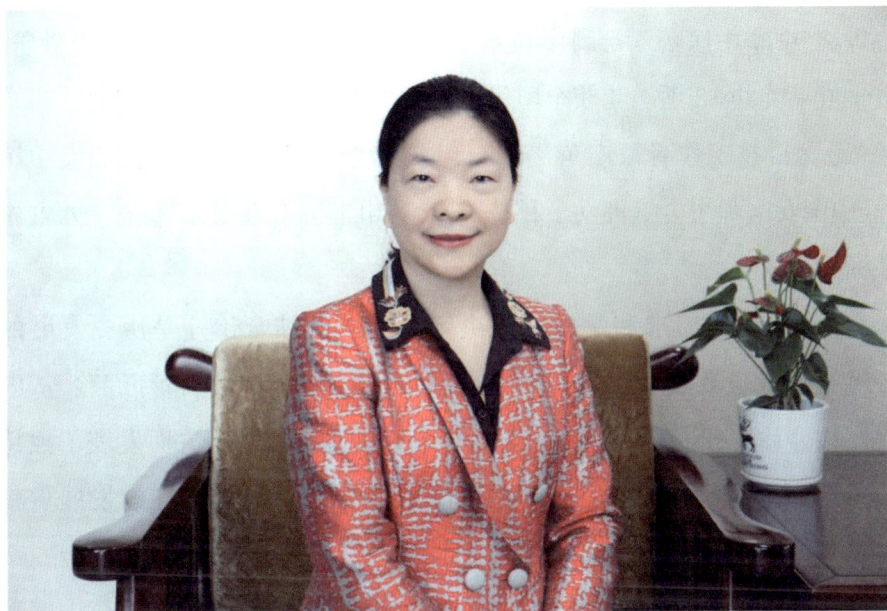

广州中医药大学卢传坚教授

专家简介：卢传坚，获国务院政府特殊津贴，国家卫生计生突出贡献中青年专家，首批中医药传承与创新"百千万"人才工程（岐黄工程）岐黄学者，国家中医药传承创新团队负责人，第七批全国老中医药专家学术经验继承工作指导老师，广东省名中医，广东省医学领军人才。现任广东省中医院副院长，省部共建中医湿证国家重点实验室副主任，粤港澳中医药与免疫疾病研究联合实验室主任；兼任中华中医药学会常务理事及免疫学分会名誉主任委员，世界中医药学会联合会国际中医药临床标准工作委员会会长。

主攻中医药治疗银屑病等难治性免疫疾病临床和基础研究,主持国家自然科学基金集成项目/重点项目、国家"十一五""十二五"科技支撑计划、国家中医药行业重大专项等国家级课题10项,广东省重点领域研发计划及省自然科学基金团队项目等省部级课题21项;主编专著45部,以第一作者或通信作者发表学术论文256篇;获发明专利授权20余项;成功研发医院制剂2项;获广东省科学技术奖一等奖、广东省教育教学成果奖一等奖、中华中医药学会科学技术奖(李时珍医药创新奖)等省部级科研、教学成果奖共18项。荣获全国优秀科技工作者、广东省丁颖科技奖、广东省"最美科技工作者"、广东"特支计划"教学名师、全国首届杰出女中医师、中国女医师协会五洲女子科技奖、南粤巾帼创新十杰、广东省三八红旗手标兵等称号。

摘要:现实需求和学术发展决定了中西医结合诊疗是历史发展的必然。卢传坚教授(以下简称卢教授)结合银屑病领域的诊疗经验,从中西医结合诊疗模式的发展现状、技术路径及发展瓶颈等方面发表了独特的见解,并呼吁我们担负起历史的重任,为中西医结合诊疗的发展贡献力量。

访谈:随着科技和时代的进步,在国家快速发展的新局势下,中医学和西医学的碰撞和交融势不可挡,中西医诊疗模式也迎接新的发展机遇和挑战。卢教授从事中西医结合皮肤疾病的临床及科研工作20余年,具有严谨的科学创新精神,在银屑病的中西医治疗方面尤有造诣。课题组在执行中国工程院重点咨询课题(建立基于"辨证论治、病证结合"的现代中西医结合诊疗模式研究)过程中,有幸采访了卢教授,请她就"中西医结合诊疗现状、中西医结合诊疗模式的发展瓶颈以及促进中西医结合诊疗模式发展的策略和建议"等问题,做了精彩的分享。

一、现实需求和学术发展决定了中西医结合诊疗是历史发展的必然

1. 国情和民情的需求

"坚持中西医并重"是我国卫生工作长期坚持的基本方针。随着人口老龄化社会的到来、人们生活方式及生态环境的改变,以及人类疾病谱的改变,诸多重大慢性疾病和疑难杂病已成为威胁我国国民健康的主要疾病。党的十九大报告中,习近平总书记提出实施健康中国战略,要"完善国民健康政策,为人民群众提供全方位全周期健康服务"。卢教授表示,目前临床上的许多疾病特别是重大疾病和疑难杂症,西医和中医各自的疗效均不尽如人意,中西医结合将中医和西医各自的诊疗优势互补,确能取得更好的临床疗效,也能更好地满足人民大众对健康保障不断增强的需求以及对生命质量不断提高的期望,因此越来越多的民众表达对中西医诊疗模式的迫切需求。

2. 医情和医疗服务的需求

"健康中国"概念的广泛普及,对医疗卫生服务体系的建设提出了新要求,即全面建成体系完整、分工明确、功能互补、密切协作、运行高效的整合型医疗卫生服务体系。卢教授认为,中医药是中国人民智慧的结晶,是我国独特的医疗资源,能同时拥有中医和西医两种医疗体系提供健康保障,是我们中国人的幸运。无数医疗实践充分证明了中国现存的两种医疗体系只有优势互补、相互促进、相互结合才能更好地解决目前医疗所面临的困境,并获得优于单纯中医和单纯西医的治疗效果。由此可见,目前医疗服务的现状也迫切需要中西医诊疗模式的参与。

3. 中西医结合医学发展的需求

中西医结合医学在理论研究和临床研究方面均取得了丰硕成果,如陈可冀院士的血瘀证与活血化瘀研究、吴咸中院士的通腑攻下法治疗急腹症

的研究、陈竺院士采用三氧化二砷治疗急性早幼粒细胞白血病的研究等；近年来中西医结合在肿瘤、糖尿病、皮肤病、烧伤等疾病的临床研究也取得了重大进展，表明中西医结合医学作为我国独特的医疗体系，在保障国民健康方面发挥着重要作用。卢教授提到，虽然学术界对于中西医结合的发展持有不同的意见，但在理论认知层面，已经有众多的院士和各大领域的专家进行了探索和总结，为中西医结合诊疗体系的建立提供了理论基础；在技术层面，现代科技的进步尤其是大数据分析技术和人工智能的迅猛发展，为中西医结合诊疗模式发展提供了技术支持。卢教授表示，无论从理论认知的主观层面还是科学技术的客观层面，推进现代中西医结合诊疗模式是中西医结合医学发展的必然。

二、中西医结合诊疗模式的技术路径探讨和关键问题分析

1. 充分认识中医和西医各自的诊疗优势，找准中西医结合诊疗的切入点

中医诊疗两大特点是"整体观念"和"辨证论治"，"整体观念"体现在注重人体自身的完整性及人与自然社会环境的统一性和联系性，以系统的思维指导临床诊治；"辨证论治"体现在诊疗过程中通过辨析相关临床资料以认识病变本质、辨识证候类型，根据证候确立治则治法，依法组方选药。"整体观念"和"辨证论治"理论贯穿于诊疗全过程。现代西医学的诊疗倾向于还原论观点，强调分析、实验、定量的研究，对于人的健康和疾病的认识注重生物学内容，注重形态结构和局部定位，注重特异性的病理改变，特异性的病因和特异性的治疗。卢教授以银屑病为例谈到，银屑病是一种免疫介导的慢性炎症性皮肤病，病程较长，有易复发倾向，由于尚无根治办法，大部分病人几乎终生不愈，对患者造成严重的身心损害，严重的并发症直接危害患者身体健康和生命。对银屑病的临床实践和科学研究证明，西医治疗起效快、但存在易复发、长期使用毒副作用大的不足；中医

治疗可控制复发、提高生活质量,但存在起效慢、使用不方便的缺点,在明确中医和西医各自的诊疗优势的前提下,依据疾病特点并结合患者病情,找到中西医结合诊疗银屑病的最佳结合点,就能从根本上提高疗效。卢教授进一步介绍,中西医结合治疗银屑病应采用分层分级的治疗策略:轻度患者可采用局部治疗,中医学和西医学都有不少局部治疗的有效方法,可单独或合并使用;中度患者可采用中医"病证结合"系统治疗结合西医局部治疗的方法,或者传统的西医系统治疗结合中医局部治疗的方法;对于重度患者则需通过"中西医优势互补、内外联合用药"多种治疗方法才能提高疗效,即采用中医"病证结合"系统治疗联合西医前沿的系统治疗,同时配合中西医的局部治疗方法。卢教授特别强调,对于银屑病等难治性疾病,临证一定要以循证医学理念为指导,将人类可获得的最佳证据与医生诊疗经验和患者自身意愿有机结合起来,为每位患者提供最适合的诊疗方案,特别强调要为患者长远的受益考虑,不能贪图一时之快而忽略了长远的身体健康。因此,必须明确中医和西医各自的诊疗优劣,依据疾病的特点,找到中西医结合诊疗疾病的最佳切入点,才可能实现两种医学取长补短、相互促进、协同攻关,解决医学难题。

2. 深入研究"证候"的科学内涵,并建立相关的标准和规范

中医学中证候,简称为"证",是疾病过程中一定阶段的病位、病因、病性、病势及机体抗病能力的强弱等本质有机联系的反应状态;是一系列有相互关联的症状总称,即通过望、闻、问、切四诊所获知的疾病过程中表现在整体层次上的机体反应状态及其运动、变化。"证候"缺乏标准导致"辨证"可重复性差,卢教授认为,这也是阻碍中西医结合诊疗模式发展的关键问题之一。针对中西医诊疗较为成熟的重大疾病或疑难杂症,基于文献研究和临床实践相结合,围绕着核心病机、"抓大放小"总结和优化辨证分型;卢教授指出,在此基础上通过多中心临床试验合作,探讨"证候"的内在生物学基础,为中医"证候"提供客观依据。卢教授建议,通过科学规范的研究方法探索证候分布规律,建立证候诊断标准,依托分析证素在辨证中的权重,遴选行之有效的中西医结合诊疗方案,进行深入研究,进而总结规律,最终建立宏观辨证和微观辨证的相结合的诊断标准,形成系统的循证证据。

3. 挖掘和总结"病证结合"的内在规律,寻找中医辨证和西医辨病的最佳结合点

西医的"病"是指机体在受到一定刺激时,内环境稳态调节紊乱而导致的异常生命活动过程,产生一系列功能、代谢和形态的改变。西医辨病是找出疾病的病因、发病机制和出现的症状表现的思维和实践过程。中医的"证"是由一组相对固定的、有内在联系的能揭示疾病某一阶段或者某一类型病变本质的症状和体征构成。中医辨证是根据中医学理论对四诊(望、闻、问、切)所得的资料进行综合分析,明确病变本质而确立的思维和实践过程。目前学术界最为认可的中西医结合诊疗模式就是"病证结合"。卢教授认为,对于疾病的诊断首先是西医辨病,明确是何种疾病之后,在中医学理论指导下进行辨证,相当于进行疾病的二次分类,西医辨病与中医辨证的有机结合是实现"病证结合"诊疗的前提。病证结合,可弥补西医辨病的"有病无证"的不足以及中医辨证的"有证无病"的尴尬,显示出中西医结合诊疗的优势所在。然而我们对西医的"病"与中医的"证"在疾病发生发展过程中的关联及其内在规律的认知远不足够,卢教授提到,这是阻碍中西医结合诊疗模式发展的另一关键问题,在阐明"辨证论治、病证结合"内在规律的基础上,明确中医辨证和西医辨病的最佳结合点,才可能更好实现中西医结合优势互补、取得更好临床疗效。

4. 开展"中药与西药"联合应用的相关研究,为"中药与西药"联合应用提供科学指导

卢教授谈到,中西医结合诊疗疾病实践中,势必会涉及中药和西药联合应用的问题,目前中药与西药联用的现象在临床比较普遍,中药与西药

如何联用往往是根据医生自身的临床经验而定,目前尚缺乏科学、系统的研究。卢教授认为,这是影响现代中西医结合诊疗模式发展的又一关键问题。只有明确"中药与西药"联合应用的疗效和安全性,明确"中药与西药"联合应用到底是发挥协同作用还是增加毒副作用等关键问题,才能科学指导中西医临床诊疗实践中合理地进行"中药与西药"联合应用,真正实现中西医优势互补,推进中西医结合诊疗模式健康发展。

5. 开展多中心临床试验、加强中医和西医合作交流,建立中西医结合疗效评价体系

现代中西医结合诊疗模式应该建立于"循证证据"基础上,而非是临床经验的总结,卢教授表示,多中心临床试验是产生循证证据的重要途径,增进中医与西医的沟通和交流,建立中医和西医共同认可的中西医结合疗效评价标准,积极开展国际合作的多中心临床试验,不仅对建立中西医结合临床诊疗指南是十分必要的,而且可借此扩大中西医结合医学的国际影响力。以银屑病研究为例,中西医结合治疗银屑病的方案除了开展国内的临床研究外,还尝试开展了国际合作临床研究,由此产生的循证证据被指南采纳的可能性更大。然而,目前中医与西医合作开展研究相对较少,研究结果缺乏共识等问题普遍存在,卢教授指出,这也是掣肘现代中西医诊疗模式发展亟待解决的瓶颈问题。

临床疗效提高是中西医结合诊疗得到广泛认同和不断发展的关键,如果两者结合而临床疗效并未得到提高,中西医结合诊疗这种模式就不具有先进性,也就难以持续发展。对于中西医结合诊疗的临床疗效是否得到提高,要深入研究在不同个体、不同疾病、不同疾病分期具体诊疗方案产生的疗效及其作用机制,用科学的衡量方法评价疗效。卢教授强调,中西医结合诊疗的疗效评价既要符合西医学的临床评价标准又要符合中医的评价标准,并且疗效评价要和患者的自我感知结合起来综合评价,建立科学的中西医结合诊疗疗效评价体系。

三、对中西医结合诊疗模式发展的建议

1. 设立重点研发科技项目,加强中西医诊疗方案的基础性研究

中西医结合诊疗实践离不开中西医结合诊疗理论体系的指导,而理论体系的形成离不开基础研究。卢教授指出,针对中医"证候"的科学内涵、"病证结合"的内在规律、"中药和西药"联用的机制等关键的基础性科学问题,建议从国家层面投入人力、物力和财力,集中力量,以中西医结合具有优势的重大疾病和疑难杂症为抓手,设立重点研发科技项目,逐个击破,建立中西医结合诊疗的标准评价体系,促进中西医结合医学走出国门,走向世界。

2. 加强中西医结合诊疗模式复合型人才的培养

卢教授指出,中医和西医的结合是思维和观点的深度结合,而非单纯的中药和西药联合使用,因此要求中西医结合工作者既精通西医同时又具备深厚的中医学功底。目前的问题是高层次中西医结合复合型人才相对不足,因此培养中西医结合人才势在必行。卢教授建议,应当完善中西医结合教育体制,扩大中西医结合人才培养规模,虽然近年来中西医结合毕业生以及西学中人数均有逐步增加的趋势,但目前的培养模式和培养规模,远远不能满足社会对中西医结合医疗服务日益增加的要求;因此亟待在中西医结合教育体制上有新的突破,才能在较短时间内为社会输送较多高质量的中西医结合人才,缓解人才供不应求的矛盾,提高中西医结合服务质量。

四、结语

卢教授首先论述了现代中西医结合诊疗发展的必然性,其次结合自己的临床和科研经历分享了建立现代中西医结合诊疗模式的技术路径,并深入浅出地分析了阻碍现代中西医结合诊疗模式发展的瓶颈问题,最后针对以上问题提出了建设性的建议。最后,卢教授表示,中医药是中华民族的

宝贵财富,中西医结合医学是我国特有的医疗资源,诸多的临床实践证明了中西医结合的临床价值,生活在"天时地利人和"的中华民族伟大复兴的新时代,我们应该肩负起传承创新中医和中西医结合医学的重任,为中西医结合事业的发展贡献自己的力量。

（主审:卢传坚,整理:陈银潇　赵舒武　刘建卫）

第十七章
守正创新,打造1+1>2的中西医结合理论体系
——崔乃强教授

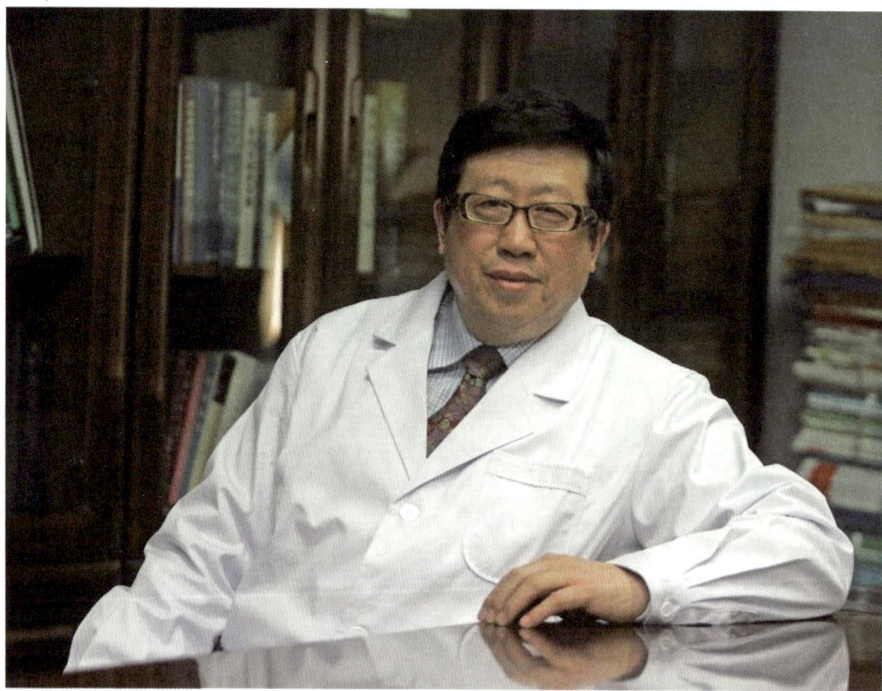

天津市南开医院崔乃强教授

专家简介:崔乃强,主任医师,教授,博士生导师,获国务院政府特殊津贴,天津市人民政府授衔专家,天津市名中医,吴咸中院士学术思想传承人;曾任中国中西医结合学会副会长、南开医院业务副院长、天津市中西医结合急腹症研究所副所长、中国中西医结合学会普通外科专业委员会主任委员,现任天津市中西医结合医院重点学科指导委员会副主任、《中国中西医结合外科杂志》执行主编。获国家科学技术进步奖二等奖、中国中西

医结合学会科学技术奖一等奖和二等奖、天津市科学技术进步奖一等奖和二等奖。

摘要：中国医药学是一个伟大的宝库,是中国献给世界的瑰宝。而中西医结合医学在中西文化交融的背景下应运而生,是中国奉献给人类的璀璨明珠。在中医"辨证论治"理论指导下,经过多年的临床探索和总结,"病证结合"诊疗理念已被公认为目前较为成熟的中西医结合理论体系。中西医结合之路任重而道远,要立足于传统中医经典理论,守正创新,优化人才培养方案,才能推动中西医结合事业进一步发展,为人类健康保驾护航。

访谈：2021年5月8日,中国工程院重点咨询课题"建立基于'辨证论治、病证结合'的现代中西医结合诊疗模式研究"课题组对崔乃强教授(以下简称崔教授)进行了专访。崔教授表示,中西医结合人才要达到1+1>2的标准,系统学习中医基本理论,并在实际临床与科学研究中将两种医学体系融会贯通是造就中西医结合人才的最佳模式,坚守中医"辨证论治"特色,重点发展中西医"病证结合"理论体系,为世界医学发展做出新的贡献。

一、中西医结合需要 1+1＞2,任重而道远

崔教授认为发展中西医结合事业任重而道远,许多概念比较模糊,尤其是中西医结合和中医现代化的概念划分不清楚。因此,我们在诠释中医、以现代医学的方法发掘中医时没有超越两千年前古人对中医的理解,没有跳出这个框架,所以中西医结合理论还没有真正形成。中医现代化的根基是中医基础理论,中医现代化的任务是利用现代医学理解中医理论、诠释中医理论。崔教授认为中医现代化的发展需要基于中医理论的基础,并还要高于中医理论框架,不仅要诠释中医理论,而且必须结合西医学的理论,用中医解决西医的难题。

二、脱产学习是培养中西医结合人才的最佳模式

崔教授表示，当前中西医结合事业发展不理想的主要原因是中西医结合人才匮乏。现代的中西医结合人才培养模式尚不完善，导致教出来的学生中医不完整，西医不系统，这样的医生是不能胜任中西医结合重任的。高层次的中西医结合医生，首先要系统地学习中医或者西医理论，并具有一定的中医或西医临床经验，随后再脱产学习西医或者中医理论。崔教授认为，只有在系统掌握一种医学理论的基础上，再脱产学习另一种医学理论的培养模式才能培养出知识体系完整、中西汇通的中西医结合人才。总之，无论是西学中还是中学西，目前两者的工作都有不足之处。毛泽东同志指出："鼓励那些具有现代科学知识的西医，采取适当的态度同中医合作，向中医学习，整理祖国的医学遗产。"事实证明，鼓励西医脱产学习中医是一个正确的决策，自毛泽东同志号召西学中以来，国家涌现出诸如吴咸中院士、陈可冀院士、张伯礼院士等众多中西医结合大家，为中西医结合事业的发展做出了不可磨灭的贡献。

三、"病证结合"是中西医结合诊疗模式典范，应加以推广应用

作为我国首批培养的中西医结合硕士和博士，崔教授对"病证结合"诊疗理念深有感触。崔教授说："病证结合诊疗方案非常好，一个好的中西医结合医生，如果遇到西医没有办法解决的难题，还有中医这个方法，有两个方法一起解决问题是多好的事，所以不要抵制它。"崔教授举例介绍中西医结合治疗重症急性胰腺炎，根据中医的临床所见和西医的病理所见，然后确定病期及分型，最后给予治疗方案，就是"病证结合"的典型案例。崔教授表示，一个合格的中西医结合医生需要具备西医学功底，尤其要熟练掌握病理学，要明确疾病的病理状态，不能盲目猜测。在诠释"病证结合"诊疗理念的基础上，要加以发展、创新。比如阳明腑实证，其证候实质

是什么? 根据"肺与大肠相表里"理论,其变证在什么条件下产生,产生的变证又如何导致了肺损害? 机制是什么? 表里是怎么来的,怎样运用现代医学科学阐释表和里。必须从这些角度结合中医与西医,借助现代医学去理解中医博大精深的理论,然后将这一理论应用到临床,从中体会中医的奥秘,逐步实现中西医结合。崔教授介绍了通里攻下法治疗感染性疾病案例,通过观察机体内环境、肠道微生态的变化,阐明这一治则对疾病的影响,同时说明了"病证结合"是中西医结合可行的诊疗理念。

四、防治癌症,需重视"既病防变"理论

中医的治未病包括三部分,主要分为未病先防、既病防变、瘥后防复。崔教授表示,既病防变是关键环节,中医在调整亚健康状态和肿瘤的发生发展及细胞化生、突变中非常重要。癌前病变时期中医是强项,一定要重视这方面的工作。很多疾病都是从慢性疾病到癌前病变,癌前病变再到癌症,中医中药可有效改变机体内环境,防止疾病由慢性发展为癌前病变。

五、辨证论治是中医学的特色,是名副其实的精准医疗

辨证论治是中医认识疾病和治疗疾病的基本原则,是中医学对疾病的一种特殊的研究和处理方法。而精准医疗是整合应用现代科技手段与传统医学方法、科学认识人体功能与疾病本质、系统优化人类疾病防治和保健的原理和实践,以有效、安全、经济的医疗服务获取个体和社会健康效益最大化的新型医学范式。崔教授表示,辨证论治本身就是精准医疗,并且它的提出要早于精准医疗几千年。辨证论治就是不同的疾病对应不同的方法,不同的临床见证对应不同的方剂,这也就是所谓的精准医疗。辨证论治比精准医疗概念广泛得多,崔教授从横向和纵向解释了辨证论治和精准医疗。刚开始发病,到病情加重,然后出现并发症,最后经过治疗走向死亡或者好转,这是横向;还有一条纵向的,即由证的某个状态向另一状态或

者向另一个证的传变过程,如从阳明到少阳阳明合病,再到少阳、太阴等,横纵的交叉点就是精准的位置。中医的辨证论治和西医学的精准医疗都是抓住这个点,但辨证论治更加灵活、更精准,其理念要优于精准医疗。

六、展望未来,中西医结合医学将是中国奉献给人类的又一大宝库

崔教授说:"对于西医解决不了的疾病,总能通过中医学找出新的诊治方法,重症医学病房里有很多西医没办法,使用中西医结合治疗后起死回生的例子。"将西医和中医的诊断学和病理学进行汇总,并按照疾病的不同变化(分期)进行辨证论治,使得中西医结合诊疗更加精准、有效。崔教授表示,中西医结合医学从认识疾病,诊断疾病到治疗疾病,都比单一医学更有优势,给予了病人更好的医疗方案,这一点与中医现代化必将是异曲同工走到一起来的。

最后,崔教授强调,中西医结合诊疗模式的发展,亟须国家政策的支持,人才培养是重中之重,只有培养出既擅长中医、又擅长西医的中西医结合医生才能促进中西医结合医学趋于完善。同时,要脚踏实地,实事求是,不可夸大其实,要客观认识两种医学,希望中西医结合医学以更优质的医疗体系服务于全人类,为全世界患者解除病痛!

(主审:崔乃强,整理:刘海朝　徐欢　章明星)

第十八章
弘扬中医国粹，守正创新之道的中西医结合
——金鸿宾教授

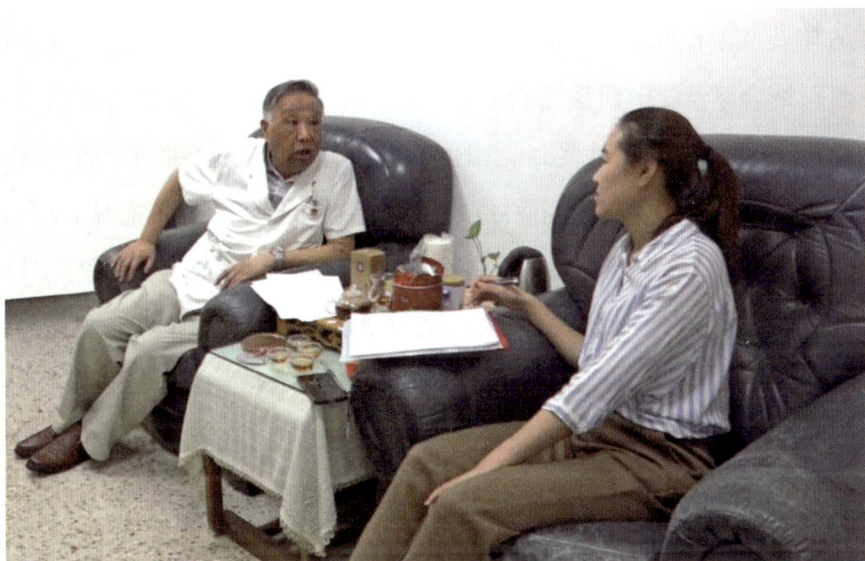

2021 年 6 月 1 日于天津访谈金鸿宾教授

专家简介：金鸿宾(1939—2024)，回族，教授、主任医师、博士研究生导师，获国务院政府特殊津贴，1984 年评为天津市劳动模范，天津市优秀科技工作者，1986 年中华人民共和国卫生部授予"全国卫生文明先进工作者称号"，荣获"白求恩红十字奖章"。1988 年获"全国民族团结先进个人"称号，1989 年获"全国先进工作者"称号。1992 年，为天津市政府首批授衔创伤骨科专家。并连续荣获中华全国总工会七五、八五、九五、十五建功立业奖章。曾任天津市创伤交通医学研究所所长，天津市创伤急救中心主任，中国中西医结合学会骨伤分会主任委员，中华医学会创伤学会常务委员兼天津市创伤学会主任委员，第八、九、十届天津市政协委员。曾任《中

225

国骨伤》《中国中西医结合外科杂志》副主编等职务,曾就职于天津市天津医院创伤科,主要从事中西医结合骨伤科的临床和科研工作 50 余年,在中西医结合治疗骨折领域进行了开创性工作,践行"动静结合、筋骨并重、内外兼治、医患合作"的中西医结合治疗原则,并在临床上不断摸索改进,历时 10 年研制发明了"抓髌器",为当时学术界在髌骨骨折处理方面的争论提供了一种崭新的治疗方案,1984 年获得"国家技术发明奖三等奖",1986 年获"第十四届日内瓦国际发明与新技术奖金奖"。2011 年获中国中西医结合学会"中西医结合贡献奖",2013 年获中华医学会创伤分会"中华创伤医学突出贡献奖"。主编的《急症骨科学》获"北方十省市优秀科技图书一等奖"及"天津市科技成果专著二等奖",2003 年主编了《创伤学》专著,与他人合作著书如《急症药物治疗学》《实用骨科手术学》《中国接骨学》等 10 余部,发表学术论文 100 余篇。培养硕、博士研究生数十名。

摘要:如今,中西医结合模式越来越受到认可。在承担中国工程院两个咨询项目过程中,研究人员对金鸿宾教授(以下简称金教授)进行了专访。访谈中金教授表示要在传承中医、弘扬中医国粹的基础上,做到中医药与现代科技完美结合,做好科技攻关,创立出具有中国特色的中西医结合学科。金教授还指出要以爱国情怀、家国情怀、团队精神培养中西医结合人才队伍,为维护人类健康事业做出贡献。

访谈:2021 年 6 月 1 日,天津中医药大学在执行"中医与西医的整合"研究课题以及"建立基于'辨证论治、病症结合'的现代中西医结合诊疗模式研究"课题过程中,课题组对金教授进行了专访。访谈过程中金教授站在国家和科学的高度上,结合自己独到的理论研究和临床感悟,提出中西医结合的建立既要用现代科技发掘中医药伟大宝库,又要以唯物辩证法为指导从哲学高度对待主要矛盾及次要矛盾。现就金教授对"中西医结合"的访谈总结如下,以飨同道。

一、从追随者到引领者，中西医结合在全球医疗体系中的华丽变身

中华民族历史悠久，是文明的瑰宝与结晶。中医药优势突出，与西医优势互补，中西医结合是重要实践路径，推动着中医药传承创新。中国秉持人类命运共同体理念，愿分享经验。选派中医师援外，捐赠中药产品，积极与各国交流诊治方案、临床经验，提供诊疗指导，将中医药诊疗方案译为其他语言并公开，供有需国家地区参考。人类是命运共同体，利益交融、彼此依存。习近平总书记在全球健康峰会上引用塞涅卡名言"我们是同一片大海的海浪"，呼吁携手守护健康。在国际合作中，中国发展为世界带来机遇。面对重大疾病、老龄化等健康问题，中国与全球都面临挑战。新世纪以来，科技与学科交叉融合广泛应用，增进了人类福祉。

金教授以自身经验举例多学科交叉融合是加强中西医结合人才队伍建设的必由之路。自 1988 年从海外归来后，他率先引进外国先进技术、开展新理论，新技术的学习并随之应用于临床，倡导多学科一体化治疗创伤病人，最终使多发伤病人的成活率由原来的 84% 提高到 96.8%，达国内先进水平。此事例深度说明从中医学和西医学各自的优势出发，求同存异，以异促同，以学科协作为基础，以优势病种为重点，整合人才、技术、设备等资源，可以发挥中西医结合诊疗模式的特色优势。

金教授建议，应夯实中医药"走出去"的步伐，打造国际化、专业化的中医药人才队伍，担当起从"追随者"到"引领者"的角色转换。在历史长河中，中医药在疫病防治等诸多领域展现出非凡价值。过去，面对疟疾等全球性健康难题，青蒿素的发现，便是中医药在国际医学舞台上大放异彩的实例。中医药专家凭借深厚的知识底蕴与创新精神，从传统典籍与实践中汲取灵感，为全球健康事业贡献了独特力量。如今，更应着力培养专业人才，让他们带着中医药的智慧与技术走出国门。通过在海外开展学术交

流、建立中医药诊疗中心等方式,将中医药的理念与疗法传播到世界各地,使中医药从以往的跟随者,转变为全球医学发展的引领者,在国际健康领域发挥更大的影响力。

二、做好中医药守正创新,打造中医药文化自信,推动中西医结合科学发展

金教授表示要以张伯礼院士为榜样,让中医药发挥作用,注重用现代科学解读中医药学原理,走中西医结合道路,推动中西医结合发展,为服务世界民众健康做出贡献,向已经作出突出贡献的学者致敬和学习。

对于中西医结合发展道路上的优势,金教授指出:目前西医学发展遇到了瓶颈,比如天津医院乃至世界各地医院或院校目前存在临床医学专业过度分化、专科细化、医学知识碎片化等所带来的问题使人忧心忡忡。现代很多疾病的病因是多方面多因素的,针对这样的情况,一个医生或者一个相关专家的个人能力很难满足临床需求,这就导致多因素的病因与专科过度细化不利于人类疾病的防治。而中医学的辨证论治与辨病施治都是从疾病的认识角度、理解程度、治疗手段出发,以其与西医药互补为特征,恰成突破西医发展瓶颈的良药。中西医学中的整体观念是其最鲜明的特点,是中医辨证论治的基础,是中医的灵魂所在。早在《易经》中对整体观已有所论及,是中国古人对大自然规律方面的认知论。到了战国时期,学士与各学派医家将其较为完整地收集在《难经》《黄帝内经》等古代医书中并加以阐述,历代医家对其不但遵循之,应用之,继承之,且盖踵其事而增华。有几千年历史的中医辨证思维,早已将以哲学为基础,以阴阳、元气、五行来解释人体内部脏腑与自然的关系,已形成固定和独特的分析模式,但是始终未脱离朴素唯物主义认识论的思维轨迹,其中系统、整体、辩证的方法至今广泛应用,并指导中医临床实践。中西医结合学科的发展是一个取长补短,相互学习、共同提高的漫长过程,其关键在于中医药的现代

化,遵循中医药自身的发展规律,经验沉淀的思维方式结合坚实的现代科学技术手段,将西医辨病治疗与中医辨证论治相结合,是开拓中西医结合未来发展的新方向,也是中西医结合学科的取长补短,相互学习、共同提高的漫长过程。

三、多学科交叉融合,加强中西医结合人才队伍建设的必由之路

人才队伍是目前制约中医药发展的一个重要因素,突破这个难点,关键在于培养一批既懂中医又懂现代科学技术的复合型人才。虽然近些年我国培养出大批硕士和博士等高学历人才,但其专业知识相对单一,知识结构的单一性造成了学术研究思维的同一性、科研成果转化难等问题。优秀的中西医结合人才理论上应该是学贯中西,在最优卫生经济的基础上熟练地选用最佳诊断和治疗方案,针对这些问题,金教授提出了自己见解:人才是学科建设中的战略资源,要强化中医药特色人才建设,以利于中医学独特的理论体系走向世界,坚持开放包容的学习态度,用西医语言体系描述中医药、中医现代化的同时要让西医也有中国元素,用现代临床手段研究经典中医药名方。在中国开展多城市、多中心的随机双盲对照试验,拿出令人信服的实验数据推向全世界。队伍建设要基于爱国情怀、家国情怀、团队精神,吸纳不同知识结构和不同专业背景人才,围绕共同的学科研究方向和学术目标进行交流和思想碰撞,激发出创新思维,产生创新性研究成果,并把这种伟大的团队精神薪火传承。我国不乏重症抢救领域的高层次人才,也不乏具有中医诊疗思维的中医学人才,但将中西医深度结合起来的高层次人才培养还有待加强。特别是在面对危重患者或突发的重大公共卫生事件时,掌握两种医学特点的复合型疾病管理及临床人才显得更为重要。因此要在党和国家的政策支持下,加大这方面的人才培养。大胆鼓励我国医学人员"西学中""中学西"的理念。上海早已在 2020 年

建立了"交叉与融合——中西医结合智能康复"研究生暑期学校,鼓励全国 100 多所高校康复医学、中西医结合、针灸推拿等专业的在读博士生、研究生参加。将现代脑科学、大数据、虚拟显示、脑机接口、人工智能等科学技术整合到中医康复,形成"中国式康复"。此外,上海中医药大学附属岳阳中西医结合医院已将针刺与麻醉进行整合,可在缺少麻醉药的特殊情况下,用针刺替代,并给常规手术带来更多可能性,为针刺麻醉技术在外科事业中创造了广阔的发展空间。中西医学科的交叉融合就是要借助于现代科技手段,用实验分析研究,用具有可重复性和客观性的现代科学理念来阐释我们中医基础理论,来完善固定我们中医望、闻、问、切四诊系统,提升中医药在世界上的认可度,建立世界医学新体系。

四、中西医并重的国家方针,促进政策支持,加强中西医结合道路

金教授指出:当前,中医药已有一定的"主动权""话语权"。在中国巨大的医药市场下,跨国公司凭借其相对完善的学术推广体系,在市场中具有独特的竞争优势。针对这一情况,国家在政策上对中医药、中西医结合给予了适当扶持,如财政支持等。这使得中医学界在疾病诊疗水平和科研产出方面显著提升,极大促进了中医药振兴发展。此外,日后可以继续实施一系列支持中医药发展的重大举措,比如加强融资渠道建设、建立中医药综合改革示范区、推动产学研医政联合攻关、优化道地中药材采集工程、建设中医药科研平台、推进中医药开放发展等多个方面。加强团队建设,以中西医结合基础重点学科为支撑,重点培育,精心组织,建立国内先进的中西医结合基础研究开放式实验平台,鼓励中医药人才承担更多国家重大科研项目,提高科研创新能力和竞争实力。大力推进中医药现代化,通过知识产权、科技支持、政策扶持等方式,进一步加大科技创新投入力度,确保药材质量稳定可靠。推广应用先进科技设备,精确测量中医药成

分、含量、比值等,根据人体差异与药效吸收的大数据对比分析进行不同层级的量化,促进中医药治疗体系的标准化。

五、结语

金教授感慨地讲到,古代中医先人的智慧及对人体生命推断、想象、与验证为当代中医学家树立了榜样,中国中医药历史发展源远流长,集 56 个民族的智慧结晶,是我们中华民族的瑰丽宝藏。我们应该借新时代之力,要有新作为,要证明中国特色。全面落实中西医并重方针,关键是坚定文化自信,用开放包容的心态促进中医学和西医学的融合。推动中医药和西医药相互补充、协调发展,让古老瑰宝重焕光彩。

(主审:金鸿宾,整理:柴润东　王怡杨　满姗姗)

第十九章
中西汇通，守正创新，科学地促进中西医结合发展

——陈宝贵教授

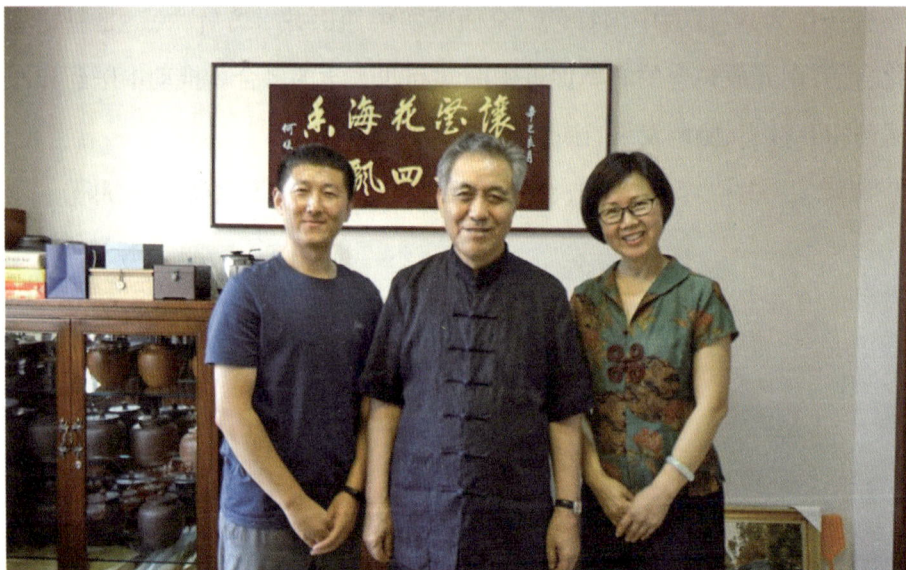

2021年7月5日于天津访谈陈宝贵教授

专家简介：陈宝贵，天津武清人，中共党员，北京中医药大学中医学专业毕业，本科学历，首届全国名中医，主任医师，天津中医药大学教授、博士生导师，中国中医科学院中医药传承博士后合作导师，全国名老中医传承工作室指导老师，第三、四批全国老中医药专家学术经验继承工作指导老师，获国务院政府特殊津贴，张锡纯中西医汇通派第三代传人。

陈宝贵教授从医50余载，在坚守临床一线的同时还承担科研教学工作，坚持带教学生、门诊查房，年门诊量5 000余人次，运用中医特色思辨

方法,口传心授临证心得。擅长治疗中医内科疾病及各种疑难杂症,对于脾胃病和老年脑病有独到的见解及治疗方法。治疗及预防老年脑病,以补益精气、化瘀祛痰、开窍通络、醒神宁志为治则,创制"回神颗粒",临床应用15年,对预防、治疗老年痴呆及缺血性脑损伤疗效显著。"回神颗粒"对于创伤性脑保护的研究成果,获中华中医药学会科学技术奖三等奖及天津市科学技术进步奖三等奖。依据"五神脏"理论陈宝贵教授研制补肾安神胶囊,其具有补肾养心、疏肝健脾、安神定志功效,并获国家发明专利。陈宝贵教授尤其擅用"风药"治疗各种消化系统疾病,如其创立的"养胃汤"在治疗萎缩性胃炎癌前病变有效率达90%以上,在治疗胃及十二指肠溃疡疾病时创制的"胃炎溃疡散",效果显著,并获国家发明专利。

摘要:中西医结合不同于西医也不同于中医,是取西医和中医之精华所形成的新学科。中西医结合是中医药学和西医药学发展的必然趋势。作为张锡纯中西医汇通派第三代传承人,陈宝贵教授(以下简称陈教授)主要从中西医结合发展历程、中西医结合诊疗思路、中西医结合诊疗优势、中西医结合诊疗不足等角度阐释了中西医结合形成的必然性同时也为中西医结合的发展提出了宝贵建议。

访谈:为深入探讨新时代如何高效推动发展中西医结合,"建立基于'辨证论治、病症结合'的现代中西医结合诊疗模式研究"课题组对陈教授进行专访,陈教授表示中西医结合是我们今后发展的必然方向,要想融合中西医,需要用现代的技术和方法研究中医,并建立中西医结合独有的评价体系,这是发展中西医结合新医学体系的基础和核心。

一、中西医结合发展历程

陈教授表示,清末至民国初年,恽铁樵、张锡纯、唐容川等人主张西为中用,是中西医结合的雏形,这个时期中西医汇通的医学家最大的贡献是把西医引进来为我所用,对中西医学术的发展有深远的影响,其中张锡纯先生是中西医汇通派的代表人物之一,《医学衷中参西录》是其编著的最具有代表性意义的著作,张锡纯先生开办的"国医函授学校"和"中西汇通医社"培养了大量的后继人才,为中医学及中西医的汇通结合做出了巨大的贡献。陈教授表示 60 多年来,中医与西医从疗法的并用、配合到走向两者的互建、交融,逐步建立了中西医结合的新医学体系,使中西医结合在医疗、科研、教育等领域取得了长足的进展。

二、中西医结合诊疗的思路

陈教授从医 54 年,积累了丰富的临床经验,并且形成了自己独到的理论体系。在诊疗方面,陈教授提出三个中西医结合辨证思路。即"以证统病,辨证论治""以病统证,分型论治"和"以方统证(病),谨守病机"。

1. 以证统病,辨证论治

临床上一些患者往往患有多种疾病,病情复杂。对此,陈教授提出"以证统病,辨证论治"的诊断思路,对所有的症状进行归纳分析,辨出主要证型。疾病是一个多脏器、多系统病证共存的复杂状态,面对就诊患者纷繁复杂的主诉,需要根据"脏腑、神经、激素、免疫和代谢调节病机链",确立证名,依证立法,按法制方。例如心脑血管疾病中的以证统病,血瘀证多见于慢性肺心病、心肌梗死、冠心病、脑卒中等,但出现血瘀的原因不同,有虚(气虚、血虚、阴虚、阳虚)、实(痰湿、痰热、水饮、血瘀、气滞)之不同,治疗时应基于活血化瘀的基本治则,或扶正(益气养血,滋阴温阳),或祛邪(祛湿化痰、温阳化饮、行气活血)。

2. 以病统证,分型论治

"以病统证,分型论治"的诊断思路,是基于明确的中西医诊断,采用中医辨证分型的形式,分析其基本病机和证候,根据不同病机和证候而确立治则、治法并遣方用药的一种模式。陈教授临证常引用现代诊疗技术,丰富辨证分型手段以明确诊断。例如胃脘痛患者,胃镜下见胃黏膜苍白变薄或浅溃疡,血管透见多为脾胃虚弱证;胃黏膜水肿或红斑或溃疡上覆黄白苔,多为湿热困阻证;胆汁反流,黏液呈黄绿色而量大,多为肝气犯胃证;黏膜粗糙,糜烂有出血点,多为瘀血停胃证;黏膜白相,黏液量少,多为胃阴亏虚证。根据疾病的不同证型分别予以健脾和胃、清热利湿、柔肝和胃、活血化瘀、益气养阴等法。

3. 以方统证(病),谨守病机

陈教授认为临床医生要熟读《伤寒论》《金匮要略》,基于经方的研习,将经典经方的症候总结划分,临床如遇各类方证客观用药指征,即可快速精准地处方用药。例如桂枝汤证营卫失调多见形体瘦削、自汗恶风、翕翕发热和精神神经虚性兴奋的症状,如阵发性心动过速、胃肠痉挛疼痛、四肢酸痛拘急、夜间多思多虑,以桂枝、白芍为君,调和营卫,辛甘宣通;白虎汤证多头面躁烦身热、口渴多饮、恶热多汗、脉洪大而浮滑,用生石膏、知母凉而辛散,透表解肌。

三、中西医结合诊疗模式的优势

中西医结合始于 20 世纪 50 年代,毛泽东同志提出"中国医药学是一个伟大的宝库,应当努力发掘,加以提高"。

中西医结合将中医"证"思想引进现代医学各种先进技术和方法中,在实践中逐步形成了以"辨病与辨证相结合""宏观辨证与微观辨病相结合"为主的新的临床诊断思维模式。这种模式既能严格按照中医注重疾病的整体反应和动态变化进行对疾病的全面分析,又结合对中医"证"现代研究的一些微观指标,做出中医相应的证的诊断,又充分发挥西医对疾病定性定位诊断的长处,做出西医疾病的诊断,这对判断病情和进行疗效评估等均产生了积极的作用。

陈教授表示中西医结合临床治疗根据可根据临床实际,以患者为中心,从病人的病情需要和利益出发。采用或以中医为主或以西药为主或二者并重的模式,根据患者的内部条件、外周环境,从患者的整体判断,强调个体化治疗,择优而从、优势互补、有机结合,寻求最佳治疗方案。

四、中西医结合诊疗模式存在的不足

陈教授认为阻碍中西医结合医学体系发展的核心问题是没有建立自己独有的评价体系,而是通过西医学的标准去衡量中医学。陈教授表示中西医结合如果没有建立自己的评价体系,就无法评价中西医临床及实验研究的对错,无法判定其是可取的还是不可取,所以中西医科研成果的评价一定要以自己的评价体系来评估。目前我国中西医结合医疗、教学、科研等基本都是用的西方的评价体系,但是这种评价体系适不适合我们中医思维方式。陈教授表示,建立中西医结合科学的评价体系是一项庞大、系统的工程,涉及医学各学科,如内、外、妇、儿等。需要国家政策的大力支持和各级医疗、教学人员的不断努力。

五、结语

中西医结合要发展西医学习中医,陈教授表示,西医医生学习中医应得到国家的政策支持,从上层角度引导西医医生学习中医。另外,陈教授强调,在跟师学习中不要采取在职跟师的方法,要脱产跟师,并多跟师,跟多师。陈教授说:"带学生也好,搞科研也好,我们还是要尊崇中医的原创思维,原创思维从哪来,还是得从评价体系来,疗效是评价体系的核心,什么是疗效?怎么才能证明有疗效,是从疾病本身出发,还是从病症结合出发?"陈教授表示,在中西医结合治疗中最重要的是以人为本,以中医的原创思维为基础,以疗效为核心,采用现代技术和方法研究中医,建立中西医结合评价体系,这样才能使得中西医结合进一步有所发展。

(主审:陈宝贵,整理:王继达　刘海朝　边育红　贾贝田)